essentials

Essentials liefern aktuelles Wissen in konzentrierter Form. Die Essenz dessen, worauf es als „State-of-the-Art" in der gegenwärtigen Fachdiskussion oder in der Praxis ankommt. *Essentials* informieren schnell, unkompliziert und verständlich

- als Einführung in ein aktuelles Thema aus Ihrem Fachgebiet
- als Einstieg in ein für Sie noch unbekanntes Themenfeld
- als Einblick, um zum Thema mitreden zu können

Die Bücher in elektronischer und gedruckter Form bringen das Fachwissen von Springerautor*innen kompakt zur Darstellung. Sie sind besonders für die Nutzung als eBook auf Tablet-PCs, eBook-Readern und Smartphones geeignet. *Essentials* sind Wissensbausteine aus den Wirtschafts-, Sozial- und Geisteswissenschaften, aus Technik und Naturwissenschaften sowie aus Medizin, Psychologie und Gesundheitsberufen. Von renommierten Autor*innen aller Springer-Verlagsmarken.

Felix Brokamp

Arztpraxis: Die Website als digitalen Praxiseingang gestalten

Patienten führen, Termine organisieren, Personal entlasten

Springer

Felix Brokamp
Praxis Dr. Brokamp
Otterberg, Deutschland

ISSN 2197-6708 ISSN 2197-6716 (electronic)
essentials
ISBN 978-3-662-74056-9 ISBN 978-3-662-74057-6 (eBook)
https://doi.org/10.1007/978-3-662-74057-6

Die Deutsche Nationalbibliothek verzeichnet diese Publikation in der Deutschen Nationalbibliografie; detaillierte bibliografische Daten sind im Internet über https://portal.dnb.de abrufbar.

Springer ist ein Imprint der eingetragenen Gesellschaft Springer-Verlag GmbH, DE und ist ein Teil von Springer Nature.
Die Anschrift der Gesellschaft ist: Heidelberger Platz 3, 14197 Berlin, Germany

Was Sie in diesem *essential* finden können

- Eine praxisnahe Einordnung der Praxiswebsite als digitalen Praxiseingang.
- Einen Überblick darüber, wie die Website Patientinnen und Patienten vor, während und nach einem Praxisbesuch führen kann.
- Konkrete Hinweise zu Terminbuchung, Formularen, Rezept- und Überweisungsanfragen, Befundwegen und Patienteninformationen.
- Eine organisatorische Perspektive darauf, wie digitale Eingänge, Zuständigkeiten und interne Bearbeitung zusammenpassen.
- Eine kompakte Einordnung technischer und rechtlicher Grundlagen, ohne die Website auf Technik oder Marketing zu reduzieren.

Interessenkonflikt Der/die Autor*in hat keine relevanten Interessenkonflikte im Zusammenhang mit dieser Publikation.

Inhaltsverzeichnis

Über den Autor

Dr. med. Felix Brokamp, MBA ist Facharzt für Innere Medizin und hausärztlich tätig. Nach dem Medizinstudium an der Universität Mainz und der Facharztausbildung am Westpfalz-Klinikum Kaiserslautern arbeitete er in der Inneren Medizin, Intensivmedizin und Notfallmedizin. Seit 2018 ist er in der Gemeinschaftspraxis Brokamp tätig, seit 2020 als geschäftsführender Teilhaber. Seine Schwerpunkte liegen in Praxisorganisation, digitalen Prozessen, Patientenführung und der Weiterentwicklung hausärztlicher Versorgungsstrukturen. Im Rahmen seines berufsbegleitenden MBA-Studiums im Bereich Gesundheitsmanagement und Digital Health vertiefte er seine betriebswirtschaftliche und digitale Perspektive auf die ambulante Versorgung.

Abbildungsverzeichnis

Die Praxiswebsite als digitaler Praxiseingang 1

Die Praxiswebsite ist heute weit mehr als eine digitale Visitenkarte. Für viele Patientinnen und Patienten beginnt der Kontakt zur Praxis nicht mehr an der Anmeldung oder am Telefon, sondern im Internet. Wer eine neue Arztpraxis sucht, informiert sich zunächst online: Welche Leistungen bietet die Praxis an? Werden neue Patienten aufgenommen? Wo befindet sich die Praxis? Wie läuft die Terminvergabe ab?

Damit wird die Website zum digitalen Praxiseingang. Sie ist der erste organisatorische Kontaktpunkt zwischen Praxis und Patient.

Gleichzeitig verändert sich auch der Praxisalltag. Viele organisatorische Anliegen, die früher ausschließlich telefonisch, persönlich oder per Brief geklärt wurden, entstehen heute digital. Die Praxiswebsite kann dabei helfen, Patienten zu führen, Abläufe vorzubereiten und wiederkehrende Prozesse sinnvoll zu strukturieren.

1.1 Die Patient Journey in der Arztpraxis

Der Begriff „Patient Journey" beschreibt den Weg eines Patienten durch die medizinische Versorgung. Gemeint sind damit nicht nur die eigentlichen Arztkontakte, sondern alle organisatorischen und kommunikativen Schritte davor, dazwischen und danach.

In vielen Praxen beginnt diese Reise mit einer alltäglichen Situation: Ein Patient zieht um, ist mit seiner bisherigen Versorgung unzufrieden oder sucht erstmals einen Hausarzt beziehungsweise Facharzt. Früher wurde dafür häufig im Telefon-

F. Brokamp, *Arztpraxis: Die Website als digitalen Praxiseingang gestalten*, essentials, https://doi.org/10.1007/978-3-662-74057-6_1

buch gesucht oder direkt in Praxen angerufen. Heute erfolgt dieser erste Schritt meist über eine Suchmaschine.

Der Patient informiert sich zunächst online:

- Passt die Praxis zu meinem Anliegen?
- Welche Leistungen werden angeboten?
- Wie sind die Öffnungszeiten?
- Werden neue Patienten aufgenommen?
- Wie wirkt die Praxis organisatorisch?

Oft entscheidet bereits dieser erste Eindruck darüber, ob überhaupt Kontakt aufgenommen wird.

Danach folgt typischerweise die Terminvereinbarung. Früher bedeutete das meist: anrufen, warten, mehrfach erneut versuchen oder persönlich vorbeikommen. Teilweise wurden Informationen erst während des Telefonats erklärt oder mussten später erneut nachgefragt werden.

Mit dem ersten Termin endet die Journey jedoch nicht. Im Gegenteil: Gerade in der hausärztlichen Versorgung entstehen viele wiederkehrende Kontakte über Jahre hinweg. Ein typischer Verlauf kann beispielsweise so aussehen:

- Erstvorstellung in der Praxis
- Anamnese und Diagnostik
- Blutuntersuchung
- Befundmitteilung
- Kontrolltermin
- Folgerezepte
- Überweisungen zum Facharzt
- Impfungen
- Vorsorgeuntersuchungen
- Verlaufskontrollen bei chronischen Erkrankungen

Zwischen diesen medizinischen Kontakten entstehen zahlreiche organisatorische Anliegen. Patienten benötigen Informationen, möchten Termine vereinbaren, Befunde nachfragen oder ein Rezept anfordern. Früher erfolgte dies häufig telefonisch, persönlich an der Anmeldung oder teilweise sogar schriftlich per Brief oder Fax.

Dadurch entstehen im Praxisalltag viele Unterbrechungen und wiederkehrende Standardanfragen.

Die eigentliche medizinische Behandlung macht dabei oft nur einen Teil der gesamten Patientenreise aus. Ein großer Anteil besteht aus Kommunikation, Orientierung und organisatorischer Koordination.

Genau an diesen Übergängen kann eine Praxiswebsite unterstützen.

1.2 Die Website entlang der Patient Journey

Eine gut strukturierte Praxiswebsite begleitet Patienten entlang dieser organisatorischen Kontaktpunkte. Sie kann bereits vor dem ersten Termin Orientierung geben, organisatorische Fragen beantworten und Erwartungen klären. Während der laufenden Betreuung kann sie helfen, wiederkehrende Anliegen strukturiert digital abzubilden.

Die Website wird dadurch nicht nur zur Informationsseite, sondern zu einem Werkzeug der Patientenführung. Patienten können dort beispielsweise:

- Informationen zur Praxis finden,
- Termine vorbereiten,
- organisatorische Hinweise erhalten,
- Formulare nutzen,
- wiederkehrende Anliegen digital übermitteln,
- oder Antworten auf häufige Fragen finden.

Dadurch werden Abläufe für Patienten nachvollziehbarer und für Praxisteams besser planbar.

Die einzelnen Stationen dieser digitalen Patientenreise werden in den folgenden Kapiteln Schritt für Schritt dargestellt. Abb. 1.1 gibt dafür einen Überblick.

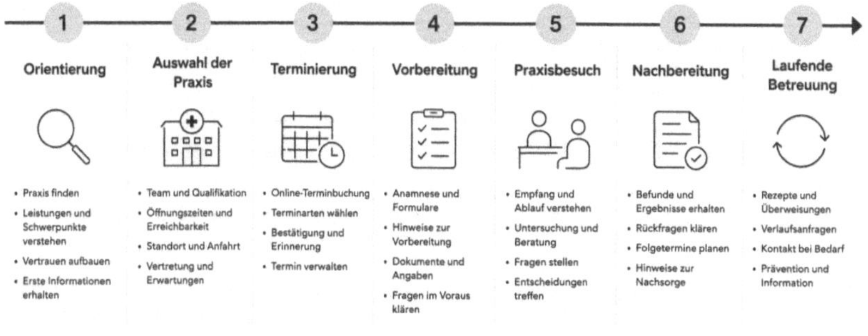

Abb. 1.1. Patient Journey entlang der Praxiswebsite

1.3 Warum das Praxen entlastet

Viele organisatorische Abläufe in Arztpraxen wiederholen sich täglich. Rezeptwünsche, Überweisungen, Terminabsprachen oder Rückfragen zu Befunden folgen häufig ähnlichen Mustern.

Werden diese Anliegen ausschließlich telefonisch organisiert, führt das oft zu Unterbrechungen im laufenden Praxisbetrieb. Informationen gehen unvollständig ein, Rückfragen werden notwendig oder Anliegen müssen mehrfach aufgenommen werden.

Eine Praxiswebsite kann helfen, solche Prozesse zu strukturieren und teilweise zu standardisieren.

Ein einfaches Beispiel ist die Rezeptbestellung. Erfolgt sie telefonisch, entstehen häufig unvollständige Angaben:

- Welches Medikament wird benötigt?
- Welche Dosierung?
- Für welchen Patienten?
- Wann wird das Rezept abgeholt?

Digitale Formulare können solche Informationen strukturiert abfragen. Anliegen liegen dadurch einheitlich vor und können gesammelt bearbeitet werden. Das reduziert spontane Unterbrechungen und erleichtert interne Abläufe. Ähnliches gilt für:

- Terminvorbereitungen,
- organisatorische Hinweise,
- Überweisungswünsche,
- Kontaktanfragen,
- oder wiederkehrende Patienteninformationen.

Die Website ersetzt dabei keine Praxisorganisation. Sie kann jedoch helfen, wiederkehrende Prozesse nachvollziehbarer, planbarer und effizienter zu gestalten. Damit wird die Praxiswebsite nicht nur zum digitalen Aushängeschild der Praxis, sondern zu einem organisatorischen Werkzeug im Versorgungsalltag.

Die folgenden Kapitel zeigen entlang der Patient Journey, wie sich einzelne Kontaktpunkte digital unterstützen lassen und welche Funktionen dabei im Praxisalltag tatsächlich hilfreich sind.

2 Vor dem ersten Besuch: Orientierung, Vertrauen, Leistungsspektrum

Bevor Patientinnen und Patienten eine Praxis betreten, haben sie häufig schon eine erste Entscheidung getroffen. Diese Entscheidung fällt heute oft online. Die Praxiswebsite ist damit nicht nur eine Informationsseite, sondern der erste Orientierungspunkt in der Patient Journey.

In dieser Phase geht es noch nicht um die konkrete Terminbuchung oder die Vorbereitung eines bestimmten Besuchs. Das folgt im nächsten Schritt. Vor dem ersten Besuch steht zunächst eine andere Frage im Vordergrund: Passt diese Praxis grundsätzlich zu meinem Anliegen?

Patientinnen und Patienten suchen vor dem ersten Kontakt meist Antworten auf einfache, aber entscheidende Fragen: Welche Art von Praxis ist das? Welche Menschen arbeiten dort? Welche Leistungen werden angeboten? Ist die Praxis für mein Anliegen geeignet? Wo befindet sie sich? Wie ist sie erreichbar? Werden neue Patientinnen und Patienten aufgenommen?

Die Website sollte diese Fragen so beantworten, dass ein Patient den nächsten Schritt einschätzen kann. Sie bereitet also nicht bereits den Termin im Detail vor. Sie bereitet zunächst den Wunsch vor, mit genau dieser Praxis Kontakt aufzunehmen.

2.1 Die Praxis auf den ersten Blick einordnen

Der erste Eindruck einer Praxiswebsite sollte nicht nur freundlich sein. Er sollte vor allem Orientierung geben. Patientinnen und Patienten müssen schnell erkennen, um welche Art von Praxis es sich handelt und für welche Versorgung sie steht.

F. Brokamp, *Arztpraxis: Die Website als digitalen Praxiseingang gestalten*, essentials, https://doi.org/10.1007/978-3-662-74057-6_2

Das klingt selbstverständlich, wird aber häufig unterschätzt. Manche Websites beginnen mit allgemeinen Begrüßungstexten, schönen Bildern oder langen Aussagen zur Praxisphilosophie. Solche Elemente können sympathisch wirken. Für die erste Orientierung sind sie aber nur dann hilfreich, wenn die grundlegenden Fragen sofort beantwortet werden.

Ist dies eine hausärztliche Praxis, eine fachärztliche Praxis oder ein medizinisches Versorgungszentrum? Werden Erwachsene, Kinder oder bestimmte Patientengruppen behandelt? Gibt es besondere Schwerpunkte? Ist die Praxis eher auf langfristige Betreuung, akute Versorgung, Prävention oder bestimmte Untersuchungen ausgerichtet? Werden neue Patientinnen und Patienten aufgenommen?

Gerade diese Informationen entscheiden darüber, ob ein Patient weiterliest, Kontakt aufnimmt oder die Suche fortsetzt. Die Startseite sollte deshalb nicht nur die Praxis vorstellen, sondern die Praxis einordnen.

▶ **Wichtig** Die Startseite sollte in wenigen Sekunden beantworten, ob Patientinnen und Patienten mit ihrem Anliegen grundsätzlich an der richtigen Stelle sind.

Was die Website hier enthalten sollte

- Praxisart, zum Beispiel Hausarztpraxis, Facharztpraxis oder MVZ
- Ort und regionaler Bezug der Praxis
- kurze Beschreibung der medizinischen Ausrichtung
- zentrale Schwerpunkte der Praxis
- Hinweis, ob neue Patientinnen und Patienten aufgenommen werden
- gut sichtbare Wege zu Kontakt, Öffnungszeiten und weiteren Informationen

2.2 Vertrauen durch Team, Qualifikation und Haltung schaffen

Vor dem ersten Besuch möchten Patientinnen und Patienten wissen, mit wem sie es zu tun haben. Vertrauen entsteht nicht allein durch ein schönes Praxisfoto. Es entsteht durch erkennbare Menschen, nachvollziehbare Qualifikationen und klare Zuständigkeiten.

Dazu gehören die behandelnden Ärztinnen und Ärzte, aber auch das Praxisteam. Gerade in hausärztlichen Praxen läuft ein großer Teil der Versorgung über organisierte Teamarbeit. Anmeldung, Labor, Impfmanagement, Disease-Management-Programme, Hausbesuche, Rezeptbearbeitung, Terminorganisation und Befundverwaltung sind wichtige Bestandteile des Praxisalltags.

Wenn solche Rollen auf der Website sichtbar werden, wirkt die Praxis persönlicher und zugleich strukturierter. Patientinnen und Patienten erkennen, dass hinter der Versorgung nicht nur einzelne Personen stehen, sondern ein organisiertes Team.

Auch ärztliche Qualifikationen sollten genannt werden. Dabei kommt es nicht auf eine möglichst lange Liste an. Wichtiger ist, dass Patientinnen und Patienten die Angaben einordnen können. Facharzttitel, Zusatzbezeichnungen und Schwerpunkte sollten sachlich dargestellt werden. Wenn ein Begriff für Laien nicht selbsterklärend ist, kann eine kurze Erläuterung sinnvoll sein.

Zur Vertrauensbildung gehört außerdem die Haltung der Praxis. Damit sind keine austauschbaren Werbesätze gemeint. Eine Aussage wie „Bei uns steht der Mensch im Mittelpunkt" klingt freundlich, bleibt aber allgemein. Konkreter ist eine Beschreibung, wie die Praxis arbeitet: langfristige hausärztliche Betreuung, strukturierte Versorgung chronisch kranker Menschen, Prävention, rationale Diagnostik, klare Abläufe oder enge Zusammenarbeit im Team.

Vertrauen entsteht dort, wo die Website nicht übertreibt, sondern nachvollziehbar zeigt, wie die Praxis arbeitet.

Was die Website hier enthalten sollte

- Namen und Funktionen der Ärztinnen und Ärzte
- relevante Qualifikationen, Zusatzbezeichnungen und Schwerpunkte
- Vorstellung des Praxisteams mit Aufgabenbereichen
- kurze Beschreibung der Versorgungs- und Arbeitshaltung
- sachliche Sprache statt allgemeiner Werbeaussagen
- möglichst aktuelle Angaben, damit die Website gepflegt wirkt

2.3 Leistungen so darstellen, dass Patienten sich wiederfinden

Das Leistungsspektrum ist ein Kernbestandteil jeder Praxiswebsite. Es sollte aber nicht nur eine medizinische Liste sein. Patientinnen und Patienten suchen häufig nicht nach Fachbegriffen, sondern nach einer Lösung für ihr Anliegen.

Ein Patient sucht nicht unbedingt nach „Spirometrie". Er möchte wissen, ob Atembeschwerden in der Praxis abgeklärt werden können. Eine Patientin sucht nicht nach „Langzeitblutdruckmessung", sondern fragt sich, warum ihre

Blutdruckwerte schwanken. Viele Menschen kennen auch den Begriff „Disease-Management-Programm" nicht, obwohl sie wegen Diabetes, Asthma, COPD oder koronarer Herzkrankheit genau davon profitieren könnten.

Deshalb sollte das Leistungsspektrum aus Patientensicht sortiert sein. Es kann medizinisch korrekt bleiben, muss aber verständlich gegliedert werden. Sinnvoll sind Kategorien wie Vorsorge, akute Beschwerden, chronische Erkrankungen, Diagnostik, Impfungen, hausärztliche Betreuung oder besondere Schwerpunkte.

An dieser Stelle steht noch nicht die konkrete Terminvorbereitung im Vordergrund. Entscheidend ist zunächst, dass Patientinnen und Patienten erkennen, ob ihr Anliegen grundsätzlich zum Angebot der Praxis passt. Die Terminbuchung, mitzubringende Unterlagen und vorbereitende Formulare werden erst im nächsten Schritt relevant.

Ein gutes Leistungsspektrum beantwortet in dieser Phase vor allem drei Fragen:

1. Welche medizinischen Bereiche deckt die Praxis ab?
2. Für welche Anliegen ist die Praxis grundsätzlich geeignet?
3. Welche Schwerpunkte unterscheiden sie von anderen Praxen?

Damit wird die Leistungsseite zur Entscheidungshilfe. Sie zeigt nicht nur, was vorhanden ist, sondern auch, wofür die Praxis steht.

► **Wichtig** Das Leistungsspektrum ist keine Inventarliste. Es hilft Patientinnen und Patienten, ihr Anliegen grundsätzlich einzuordnen.

Was die Website hier enthalten sollte

- verständlich gegliedertes Leistungsspektrum
- zentrale Behandlungsbereiche der Praxis
- besondere Schwerpunkte
- kurze Erklärung wichtiger Fachbegriffe
- patientennahe Kategorien, zum Beispiel Vorsorge, chronische Erkrankungen, Diagnostik oder Impfungen
- klare Abgrenzung, welche Leistungen nicht oder nur eingeschränkt angeboten werden

2.4 Öffnungszeiten und Kontaktwege grundsätzlich erklären

Öffnungszeiten gehören zu den meistgesuchten Informationen auf einer Praxiswebsite. Trotzdem reicht eine reine Zeitangabe oft nicht aus. Patientinnen und Patienten müssen verstehen, wann die Praxis geöffnet ist und welche Kontaktmöglichkeiten grundsätzlich vorgesehen sind.

Die Kontaktseite sollte die Terminlogik noch nicht im Detail erklären. Sie muss zunächst Orientierung geben: Wann ist die Praxis erreichbar? Welche Kontaktwege gibt es? Welche Art von Anliegen gehört grundsätzlich wohin?

Diese Unterscheidung ist für Patientinnen und Patienten hilfreich. Denn „geöffnet" bedeutet nicht automatisch, dass jedes Anliegen jederzeit bearbeitet werden kann. Eine Akutsprechstunde ist nicht dasselbe wie eine planbare Vorsorgeuntersuchung. Ein Rezeptwunsch ist kein Notfall. Eine medizinische Rückfrage ist etwas anderes als eine organisatorische Frage.

Die Website sollte daher die Kontaktwege nicht nur auflisten, sondern grob ordnen. Telefon, Online-Terminbuchung, Kontaktformular, Rezeptformular, E-Mail oder persönliche Anmeldung können nebeneinander bestehen. Sie werden aber erst dann nützlich, wenn Patientinnen und Patienten verstehen, wofür welcher Weg gedacht ist.

Eine gute Kontaktseite sagt deshalb nicht nur: „So erreichen Sie uns." Sie sagt: „Für diese Art von Anliegen gibt es diesen Weg."

Was die Website hier enthalten sollte

- Öffnungszeiten der Praxis
- telefonische Erreichbarkeit, falls abweichend
- Hinweis auf Terminsprechstunde und Akutsprechstunde
- kurze Erklärung, dass nicht jedes Anliegen zu jedem Zeitpunkt geeignet ist
- Übersicht der grundsätzlichen Kontaktwege
- Hinweis, welche Anliegen nicht per E-Mail oder Formular geeignet sind
- gut sichtbare Notfallinformationen

2.5 Standort, Anfahrt und Barrierefreiheit konkret beschreiben

Standortinformationen wirken einfach, sind aber für den ersten Besuch sehr wichtig. Wer eine Praxis zum ersten Mal aufsucht, muss den Weg finden, die Anfahrt planen und einschätzen können, ob der Zugang zur eigenen Situation passt.

Das betrifft besonders ältere Menschen, Menschen mit Gehbehinderung, Eltern mit kleinen Kindern, pflegende Angehörige oder Patientinnen und Patienten mit akuten Beschwerden. Für sie reicht eine Adresse allein oft nicht aus.

Die Website sollte deshalb konkrete Hinweise geben. In welchem Gebäude befindet sich die Praxis? In welchem Stockwerk? Gibt es einen Aufzug? Ist der Zugang barrierefrei oder nur eingeschränkt barrierearm? Wo kann man parken? Gibt es Kurzzeitparkplätze, Behindertenparkplätze oder nahegelegene öffentliche Parkmöglichkeiten? Ist die Praxis mit öffentlichen Verkehrsmitteln erreichbar?

Auch Kartenlinks können hilfreich sein. Ein Link zu Google Maps oder Apple Karten erleichtert die Navigation, besonders auf dem Smartphone. Wichtig ist aber: Der Kartenlink ersetzt nicht die schriftliche Beschreibung. Nicht alle Patientinnen und Patienten nutzen denselben Kartendienst oder können digitale Karten sicher bedienen.

Gerade diese einfachen Informationen können unnötige Rückfragen vermeiden. Wer weiß, wo der Eingang ist, ob ein Aufzug vorhanden ist und wo geparkt werden kann, kommt entspannter an. Das verbessert den Start des Besuchs, noch bevor medizinische Fragen eine Rolle spielen.

Was die Website hier enthalten sollte

- vollständige Adresse der Praxis
- Hinweis zu Gebäude und Eingang
- Angabe zu Stockwerk und Aufzug
- Hinweis zur Barrierefreiheit oder zu möglichen Einschränkungen
- Beschreibung der Parksituation
- Hinweise zu öffentlichen Verkehrsmitteln, falls relevant
- gegebenenfalls Link zu Google Maps
- gegebenenfalls Link zu Apple Karten
- gut sichtbare Telefonnummer für Rückfragen zur Anfahrt

2.6 Vertretung, Notfälle und Grenzen klar benennen

Eine Praxiswebsite muss nicht nur zeigen, was möglich ist. Sie muss auch erklären, was nicht über die Praxis oder nicht über die Website gelöst werden kann. Das ist besonders bei Notfällen, Vertretungen und eingeschränkter Erreichbarkeit wichtig.

Patientinnen und Patienten sollten sofort erkennen, was sie außerhalb der Sprechzeiten tun sollen. Dazu gehören Hinweise auf den ärztlichen Bereitschaftsdienst, den Rettungsdienst und gegebenenfalls regionale Notfallstrukturen. Diese Informationen dürfen nicht versteckt sein. Wer akut Hilfe sucht, darf nicht lange suchen müssen.

Auch Vertretungsregelungen gehören klar auf die Website. Urlaubszeiten, Fortbildungen oder vorübergehende Einschränkungen sollten aktuell, sichtbar und eindeutig formuliert sein. Veraltete Hinweise wirken unprofessionell und können Patientinnen und Patienten falsch leiten.

Ebenso wichtig sind Grenzen der digitalen Kommunikation. Kontaktformulare, E-Mail oder Online-Terminbuchung eignen sich nicht für medizinische Notfälle. Auch sensible medizinische Rückfragen sollten nur über dafür vorgesehene und sichere Wege laufen. Die Website muss hier klar führen, ohne Angst zu erzeugen.

Wenn eine Praxis vorübergehend keine neuen Patientinnen und Patienten aufnehmen kann, sollte auch das transparent kommuniziert werden. Das ist für Suchende enttäuschend, aber fair. Unklare Informationen führen dagegen zu unnötigen Anrufen, Frust und Zeitverlust auf beiden Seiten.

▶ **Wichtig** Klare Grenzen sind kein schlechter Service. Sie sind Teil einer verlässlichen Patientenführung.

Was die Website hier enthalten sollte

- Hinweis zum Verhalten bei lebensbedrohlichen Notfällen
- Hinweis zum ärztlichen Bereitschaftsdienst außerhalb der Sprechzeiten
- aktuelle Vertretungs- und Urlaubshinweise
- klare Aussage zur Aufnahme neuer Patientinnen und Patienten
- Hinweis, welche Anliegen nicht digital geklärt werden können
- gut sichtbare Aktualitätsinformationen bei geänderten Abläufen

2.7 Vom Praxisinteresse zum Terminwunsch

Wenn Patientinnen und Patienten die Website in dieser Phase nutzen, steht am Ende idealerweise kein fertiger Besuchsablauf. Dafür ist es noch zu früh. Am Ende steht zunächst eine Entscheidung: Diese Praxis passt grundsätzlich zu meinem Anliegen, und ich möchte Kontakt aufnehmen.

Damit ist die erste Aufgabe der Website erfüllt. Sie hat Orientierung gegeben, Vertrauen aufgebaut, das Leistungsspektrum erklärt und die wichtigsten Rahmenbedingungen sichtbar gemacht. Die Website hat den Patienten also bis an die Schwelle des nächsten Schritts geführt.

Der nächste Schritt ist die Terminierung und Vorbereitung des konkreten Besuchs: Online-Terminbuchung, Terminarten, Anamnese, Formulare, organisatorische Hinweise und die Frage, wie gute Vorbereitung Rückfragen reduziert.

Den Besuch terminieren und vorbereiten

3

Wenn Patientinnen und Patienten grundsätzlich entschieden haben, dass eine Praxis zu ihrem Anliegen passt, folgt der nächste Schritt: Sie möchten einen Termin vereinbaren. Für die Praxis ist damit aber noch nicht alles geklärt. Entscheidend ist nicht nur, dass ein freier Zeitpunkt gefunden wird. Entscheidend ist, dass der richtige Termin gebucht wird.

Ein akuter Infekt, eine Vorsorgeuntersuchung, eine Impfung, eine Verlaufskontrolle oder ein Gespräch bei neuen Beschwerden benötigen unterschiedliche Zeitfenster und unterschiedliche Vorbereitung. Manche Anliegen eignen sich gut für eine Online-Buchung. Andere sollten telefonisch oder über einen anderen festgelegten Weg geklärt werden.

Genau an dieser Stelle kann die Website Patienten führen. Sie muss nicht nur einen Button zur Terminbuchung anbieten. Sie sollte erklären, welcher Weg für welches Anliegen vorgesehen ist. Damit wird die Terminbuchung zu einem zentralen Bestandteil des digitalen Praxiseingangs: Sie verbindet den Terminwunsch des Patienten mit der organisatorischen Logik der Praxis.

3.1 Online-Terminbuchung und Terminarten

Online-Terminbuchung wird häufig als zusätzlicher Service verstanden. Patientinnen und Patienten können unabhängig von Telefonzeiten einen Termin auswählen. Die Praxis wird von Anrufen entlastet. Beides ist richtig, greift aber zu kurz.

Der eigentliche Nutzen entsteht erst, wenn die Online-Terminbuchung zur Terminstruktur der Praxis passt. Eine Praxis braucht nicht einfach freie Termine im

F. Brokamp, *Arztpraxis: Die Website als digitalen Praxiseingang gestalten*, essentials, https://doi.org/10.1007/978-3-662-74057-6_3

Internet. Sie braucht klar definierte Terminarten. Patientinnen und Patienten müssen erkennen, ob ihr Anliegen online buchbar ist, ob sie anrufen sollen oder ob ein anderer Weg vorgesehen ist.

Sinnvolle Terminarten können zum Beispiel sein:

- planbare Sprechstundentermine
- Akuttermine
- Kontrolltermine
- Vorsorgeuntersuchungen
- Impfungen
- Termine für neue Patientinnen und Patienten
- Termine für bestimmte Untersuchungen

Nicht jede Praxis muss alle diese Terminarten online anbieten. Oft ist es besser, nur wenige, gut steuerbare Terminarten freizugeben. Eine zu breite Online-Buchung kann neue Probleme schaffen: falsche Terminlängen, unpassende Anliegen, fehlende Vorbereitung oder Termine, die intern wieder korrigiert werden müssen.

Optimal ist ein Buchungssystem, das direkt an das Praxisverwaltungssystem angebunden ist. Dann wird der Termin nicht in einem getrennten Kalender verwaltet, sondern dort, wo die Praxis ohnehin arbeitet. Das reduziert doppelte Pflege, Übertragungsfehler und Medienbrüche.

Nicht jede Praxis hat eine solche Lösung. Dann kann auch ein einfacherer Weg sinnvoll sein. Die Website kann zum Beispiel einen klar beschrifteten Button anbieten, der zur telefonischen Terminvereinbarung führt. Möglich ist auch ein geschützter Terminwunsch, bei dem Patientinnen und Patienten einen Anlass und ein oder zwei Wunschzeiten angeben. In diesem Fall sollte die Praxis aber genau prüfen, welche Angaben wirklich nötig sind und wie diese sicher übermittelt werden.

Wichtig ist: Die Website darf nicht den Eindruck vermitteln, jedes Anliegen könne jederzeit online gelöst werden. Gerade akute Beschwerden, medizinische Notfälle oder komplexe Anliegen benötigen eine klare Steuerung. Die Terminseite sollte deshalb nicht nur sagen: „Buchen Sie hier." Sie sollte auch sagen: „Für dieses Anliegen ist dieser Weg richtig."

Auch die Bestätigung des Termins muss eindeutig sein. Ist der online ausgewählte Termin sofort verbindlich? Oder handelt es sich zunächst um eine Terminanfrage, die vom Praxisteam geprüft wird? Diese Unterscheidung ist für Patientinnen und Patienten wichtig. Unklare Formulierungen führen zu Rückfragen und Missverständnissen.

Eine gute Terminseite erklärt außerdem knapp, was mit der jeweiligen Terminart verbunden ist. Bei einer Impfung kann der Hinweis auf den Impfpass genügen.

Bei einer Vorsorgeuntersuchung kann ein Hinweis auf mitzubringende Vorbefunde oder vorhandene Unterlagen sinnvoll sein. Bei neuen Patientinnen und Patienten kann auf den Anamnesebogen verwiesen werden. So wird die Terminbuchung bereits zum ersten Schritt der Vorbereitung.

▶ **Wichtig** Online-Terminbuchung entlastet nur dann, wenn sie zur Terminlogik der Praxis passt. Ein schlecht gesteuertes Buchungssystem verlagert Rückfragen nur vom Telefon auf den Kalender.

Was die Website hier enthalten sollte

- gut sichtbarer Einstieg zur Terminbuchung
- klare Unterscheidung zwischen Online-Termin, Terminanfrage, Telefonkontakt und Akutfall
- verständliche Beschreibung der buchbaren Terminarten
- Hinweis, welche Anliegen nicht online gebucht werden sollen
- klare Aussage, ob der Termin sofort verbindlich ist oder bestätigt wird
- kurze Hinweise zur Vorbereitung direkt bei der passenden Terminart
- gut sichtbare Notfallinformationen vor oder neben der Terminbuchung

3.2 Vorbereitung durch Formulare und Hinweise

Eine gute Terminbuchung endet nicht mit Datum und Uhrzeit. Patientinnen und Patienten müssen auch wissen, wie sie sich auf den Termin vorbereiten sollen. Viele Rückfragen entstehen nicht, weil die medizinische Frage besonders kompliziert ist, sondern weil einfache organisatorische Informationen fehlen.

Muss die Versichertenkarte mitgebracht werden? Ist ein Impfpass erforderlich? Werden Vorbefunde benötigt? Soll ein aktueller Medikamentenplan vorliegen? Gibt es einen Anamnesebogen für neue Patientinnen und Patienten? Soll dieser vorher ausgedruckt und ausgefüllt werden?

Solche Hinweise wirken unspektakulär, können den Praxisalltag aber deutlich erleichtern. Wenn Patientinnen und Patienten vorbereitet erscheinen, läuft die Anmeldung ruhiger. Untersuchungen müssen seltener verschoben werden. Das Praxisteam muss weniger nachfragen.

Besonders hilfreich sind vorbereitende Formulare. Dazu gehören zum Beispiel Anamnesebögen für neue Patientinnen und Patienten, Fragebögen für bestimmte Sprechstunden oder einfache Listen, mit denen Medikamente, Vorerkrankungen oder Vorbefunde vorbereitet werden können.

Dabei sollte die Praxis sorgfältig entscheiden, welche Informationen sie digital erheben möchte. Gerade bei medizinischen Angaben ist Zurückhaltung sinnvoll. Nicht jede Website braucht ein umfangreiches Onlineformular. Aus Datenschutz- und Sicherheitsgründen kann es besser sein, Anamnesebögen und vorbereitende Unterlagen nur zum Download bereitzustellen. Patientinnen und Patienten können sie zu Hause ausfüllen und zum Termin mitbringen.

Das ist einfach, sicher und oft ausreichend. Die Praxis erhält strukturierte Informationen, ohne sensible Gesundheitsdaten über ein allgemeines Websiteformular abzufragen. Gleichzeitig wissen Patientinnen und Patienten vorab, welche Angaben wichtig sind.

Formulare ersetzen keine ärztliche Anamnese. Sie bereiten sie vor. Sie helfen, wichtige Punkte nicht zu vergessen und den Termin geordneter zu beginnen. Besonders nützlich sind sie bei neuen Patientinnen und Patienten, bei planbaren Vorsorgeuntersuchungen oder bei speziellen Sprechstunden.

Die Website sollte solche Dokumente nicht ungeordnet sammeln. Besser ist eine kleine, verständliche Auswahl. Patientinnen und Patienten müssen erkennen, welches Formular zu welchem Termin gehört. Wenn mehrere Bögen angeboten werden, sollten sie kurz erklärt werden.

Auch Mitbringlisten sind hilfreich. Sie sollten knapp und konkret sein. Statt langer Erläuterungen genügt häufig eine einfache Übersicht:

- Versichertenkarte
- Impfpass
- Medikamentenplan
- Vorbefunde
- Krankenhausberichte
- ausgefüllter Anamnesebogen

Solche Listen sollten dort stehen, wo Patientinnen und Patienten sie erwarten: bei der Terminbuchung, bei der jeweiligen Terminart oder in einem gut sichtbaren Servicebereich. Wichtig ist außerdem der Hinweis, dass ausgefüllte medizinische Formulare nicht ungesichert per E-Mail zurückgeschickt werden sollen, wenn die Praxis dafür keinen sicheren Weg vorgesehen hat.

Die Vorbereitung muss zur tatsächlichen Praxisorganisation passen. Wenn auf der Website steht, dass ein bestimmter Bogen mitgebracht werden soll, muss das Praxisteam diesen Bogen auch kennen und verwenden. Wenn ein Termin besondere Voraussetzungen hat, müssen diese Hinweise aktuell gehalten werden, zum Beispiel ob Patientinnen und Patienten zur Blutentnahme oder zur Ultraschalluntersuchung des Abdomens nüchtern erscheinen sollen. Veraltete Informationen erzeugen neue Rückfragen statt Entlastung.

Wichtig Vorbereitende Formulare und Hinweise sollen den Termin strukturieren. Sie ersetzen nicht das Gespräch und sollten keine unnötigen sensiblen Daten über unsichere Wege sammeln.

Was die Website hier enthalten sollte

- gut auffindbarer Bereich für vorbereitende Formulare
- kurze Erklärung, welches Formular für welchen Termin gedacht ist
- Downloadmöglichkeit als gut lesbares PDF
- Hinweis, dass ausgefüllte Formulare zum Termin mitgebracht werden sollen
- klare Mitbringlisten für häufige Terminarten
- Hinweis, dass sensible medizinische Daten nicht ungesichert per E-Mail geschickt werden sollen
- regelmäßige Aktualisierung der Formulare und Vorbereitungshinweise

Nach dem Termin: Befunde und nächste Schritte

4

Mit dem Verlassen der Praxis ist ein Arztkontakt häufig noch nicht abgeschlossen. Viele wichtige Schritte entstehen erst danach: Laborwerte müssen bewertet, Befunde übermittelt, Facharztberichte gelesen oder Folgetermine umgesetzt werden. Für Patientinnen und Patienten ist dabei oft nicht eindeutig, was als Nächstes geschieht.

Meldet sich die Praxis automatisch? Soll der Patient selbst nachfragen? Wird ein Befund nur übermittelt oder muss er ärztlich besprochen werden? Soll nach einem Facharzttermin noch einmal ein Termin in der Hausarztpraxis vereinbart werden? Solche Fragen entstehen im Praxisalltag regelmäßig. Werden sie nicht klar beantwortet, landen sie häufig am Telefon, an der Anmeldung oder in unsortierten E-Mails.

Die Praxiswebsite kann diesen Nachlauf strukturieren. Sie ersetzt keine ärztliche Bewertung und keine Praxissoftware. Sie kann aber erklären, welche Wege nach dem Termin vorgesehen sind. Damit wird die Website zu einem organisatorischen Werkzeug: Sie informiert Patientinnen und Patienten, führt sie zum richtigen nächsten Schritt und entlastet das Praxisteam von wiederkehrenden Rückfragen.

Nach dem Termin entsteht häufig ein einfacher Befund- und Folgeprozess: Untersuchung oder Überweisung, Eingang eines Ergebnisses, ärztliche Einordnung, Information oder Besprechung des Befundes und gegebenenfalls Umsetzung eines vereinbarten nächsten Schritts. Die Website muss diesen Prozess nicht vollständig abbilden. Sie sollte aber sichtbar machen, an welcher Stelle Patientinnen und Patienten selbst aktiv werden sollen und an welcher Stelle die Praxis den nächsten Schritt übernimmt.

F. Brokamp, *Arztpraxis: Die Website als digitalen Praxiseingang gestalten*, essentials, https://doi.org/10.1007/978-3-662-74057-6_4

4.1 Befunde besprechen oder bestellen

Im Praxisalltag sollten zwei Vorgänge klar unterschieden werden: die Befundbesprechung und die Befundbestellung.

Eine Befundbesprechung bedeutet: Ein Ergebnis wird ärztlich erklärt und eingeordnet. Dazu gehört nicht nur die Frage, ob ein Wert im Normbereich liegt. Entscheidend ist, was dieser Befund für genau diesen Patienten bedeutet. Beschwerden, Vorwerte, Medikamente, Begleiterkrankungen und die ursprüngliche Fragestellung der Untersuchung können die Bewertung verändern. Aus einem Befund kann sich ergeben, dass nichts weiter zu tun ist. Er kann aber auch eine Kontrolle, eine Medikamentenanpassung, eine weitere Untersuchung oder einen Folgetermin notwendig machen.

Eine Befundbestellung bedeutet dagegen: Patientinnen und Patienten fordern eine Kopie oder Übermittlung eines bereits vorliegenden Ergebnisses an. Das kann ein Laborwert, ein Untersuchungsbefund, ein Krankenhausbericht oder ein Facharztbrief sein. Die Befundbestellung ist zunächst ein organisatorischer Vorgang. Sie ersetzt nicht die ärztliche Einordnung.

Diese Unterscheidung ist besonders bei Laborwerten wichtig. Ein Laborwert ist nicht automatisch verständlich, nur weil er digital vorliegt. Er muss zur Fragestellung, zu Beschwerden, Vorwerten, Medikamenten und Begleiterkrankungen passen. Befunde müssen deshalb nicht nur verfügbar sein, sondern auch richtig eingeordnet werden.

Daraus folgt nicht, dass Befunde nicht digital übermittelt werden sollten. Es folgt aber, dass die Website den Unterschied zwischen Übermittlung und Einordnung deutlich machen muss. Die reine Befundübermittlung kann praktisch und sinnvoll sein. Sie darf aber nicht den Eindruck erzeugen, dass damit jede medizinische Frage beantwortet ist.

Auch nach einer Überweisung entsteht ein solcher Nachlauf. Der Patient war beim Facharzt, in der Klinik oder bei einer Untersuchung. Anschließend geht ein Bericht an die Hausarztpraxis zurück, klassisch per Post oder digital, etwa als eArztbrief über KIM. Der eArztbrief wird im Praxisverwaltungssystem erstellt und über KIM statt per Post oder Fax versendet; Praxen müssen eArztbriefe seit dem 30. Juni 2024 mindestens empfangen können. KIM dient im Gesundheitswesen dem sicheren Versand wichtiger Dokumente und Nachrichten, unter anderem von Arztbriefen und Befunden.

Für die Website ist dabei nicht die technische Übermittlung entscheidend. Entscheidend ist die organisatorische Frage: Was soll der Patient tun, nachdem er beim Facharzt war? Soll er einen Besprechungstermin beim Hausarzt buchen? Soll er warten, bis der Bericht vorliegt? Soll er den Bericht selbst mitbringen, wenn er ihn erhalten hat? Oder meldet sich die Hausarztpraxis nur, wenn aus dem Bericht eine weitere Handlung folgt?

Eine gute Website erklärt diesen Ablauf knapp. Sie kann darauf hinweisen, dass Facharztberichte nicht immer sofort in der Hausarztpraxis vorliegen. Sie kann erklären, wann ein Termin zur Besprechung sinnvoll ist. Und sie kann beschreiben, wie Patientinnen und Patienten vorhandene Befunde anfordern können.

▶ **Wichtig** Eine Befundbestellung übermittelt Informationen. Eine Befundbesprechung erklärt Bedeutung und Konsequenzen. Beides sollte auf der Website klar voneinander getrennt werden.

4.2 Den vereinbarten nächsten Schritt ermöglichen

Nach vielen Terminen ist der nächste Schritt bereits im Arzt-Patienten-Gespräch besprochen worden. Dann muss die Website keine neue medizinische Entscheidung treffen. Sie muss helfen, die vereinbarte Entscheidung umzusetzen.

Das betrifft vor allem Kontrolltermine, Befundbesprechungen, Verlaufskontrollen oder die Rückkehr nach einem Facharzttermin. Technisch gesehen ist ein Folgetermin meist ein regulär zu buchender Termin. Medizinisch ist aber entscheidend, warum dieser Termin vorgesehen ist. Diese Entscheidung entsteht im Gespräch. Die Website sollte deshalb nicht ausführlich erklären, wann jeder denkbare Folgetermin notwendig ist. Sie sollte vielmehr den Weg dorthin eindeutig machen.

Sinnvoll ist ein kurzer Hinweis wie:

Sofern im Arzt-Patienten-Gespräch nichts anderes vereinbart wurde, nutzen Sie für Kontrolltermine, Befundbesprechungen und Rückfragen bitte die auf dieser Seite beschriebenen Wege.

Damit bleibt die Verantwortung klar verteilt. Die medizinische Entscheidung entsteht im Gespräch. Die Website unterstützt die organisatorische Umsetzung. Sie macht sichtbar, ob Patientinnen und Patienten einen Befund bestellen, eine Befundbesprechung vereinbaren, einen Kontrolltermin buchen oder bei akuten Beschwerden einen anderen Kontaktweg nutzen sollen.

So entsteht Orientierung, ohne die allgemeine Terminbuchung zu wiederholen. Nach dem Termin geht es vor allem darum, den bereits besprochenen nächsten Schritt organisatorisch einfach umzusetzen.

Was die Website hier enthalten sollte

- klare Unterscheidung zwischen Befundbestellung und Befundbesprechung
- kurzer Hinweis, wie Laborwerte, Arztbriefe und Facharztberichte angefordert werden können
- Erklärung, wann eine ärztliche Besprechung erforderlich oder sinnvoll ist
- Hinweis, dass eine reine Befundübermittlung kein Arztgespräch ersetzt
- Information, was nach einem Facharzttermin mit dem Bericht geschieht
- Möglichkeit, einen vereinbarten Folgetermin einfach zu buchen
- Hinweis: „Sofern im Arzt-Patienten-Gespräch nichts anderes vereinbart wurde …"
- klare Rückfragewege nach dem Termin
- Hinweis, dass Formulare nicht für Notfälle oder akute Beschwerden geeignet sind
- kurze Angaben zur Bearbeitungszeit und zum erwartbaren Rückmeldeweg

Nach dem Termin geht es damit vor allem um Befunde, deren Einordnung und die Umsetzung vereinbarter nächster Schritte. Wiederkehrende Anliegen wie Folgerezepte, Überweisungen oder Bescheinigungen entstehen dagegen meist in der laufenden Betreuung. Sie benötigen eigene, klar strukturierte Wege.

In laufender Betreuung: wiederkehrende Anliegen strukturiert entgegennehmen

5

In der laufenden Betreuung entstehen viele Kontakte nicht wegen eines neuen Arzttermins, sondern weil eine bestehende Versorgung weitergeführt wird. Patientinnen und Patienten benötigen ein Folgerezept, eine Überweisung, eine Verordnung, eine Bescheinigung oder möchten der Praxis eine kurze Information zu einem bekannten Verlauf übermitteln.

Die Website entscheidet solche Anliegen nicht. Sie kann sie aber geordnet entgegennehmen und dafür sorgen, dass die notwendigen Angaben vollständig vorliegen. Damit wird sie zur strukturierten Annahmestelle für wiederkehrende Anfragen.

In diesem Kapitel geht es um die Inhalte solcher Anfragen: Welche Anliegen eignen sich für digitale Formulare, welche Angaben sind je nach Anliegen erforderlich und wo liegen die Grenzen? Die organisatorische Bearbeitung dieser Eingänge wird in Kap. 7 beschrieben. Allgemeine Formularbausteine, technische Übermittlungswege und Sicherheitsfragen werden in Kap. 8 gebündelt.

5.1 Folgerezepte und Dauermedikation

Folgerezepte gehören zu den häufigsten wiederkehrenden Anliegen in hausärztlichen und fachärztlichen Praxen. Gerade bei dauerhaft verordneten Medikamenten kann die Website den Praxisalltag deutlich strukturieren. Patientinnen und Patienten müssen nicht wegen jedes Rezeptwunsches anrufen. Die Praxis erhält die notwendigen Angaben in einheitlicher Form.

Entscheidend ist die klare Begrenzung. Ein digitales Rezeptformular eignet sich vor allem für Medikamente, die der Praxis bekannt sind und regelmäßig verordnet

F. Brokamp, *Arztpraxis: Die Website als digitalen Praxiseingang gestalten*, essentials, https://doi.org/10.1007/978-3-662-74057-6_5

werden. Es ist nicht dafür gedacht, neue Medikamente anzufordern, Dosierungen eigenständig zu ändern oder eine medizinische Beratung zu ersetzen.

Die Website sollte deshalb erklären, was mit einem Folgerezept gemeint ist. Gemeint ist in der Regel ein Medikament, das bereits dauerhaft durch die Praxis verordnet wurde und dessen weitere Verordnung grundsätzlich vorgesehen ist. Auch dann bleibt die Prüfung bei der Praxis. Ein Formular ist kein Rezeptautomat.

Ein gutes Rezeptformular fragt nicht allgemein: „Was benötigen Sie?" Es fragt strukturiert ab, was für den konkreten Rezeptwunsch erforderlich ist. Neben den allgemeinen Zuordnungs- und Rückmeldeangaben sind vor allem Medikamentenname, Wirkstärke, Dosierung und Packungsgröße wichtig. Sinnvoll kann auch die Frage sein, ob sich seit der letzten Verordnung etwas geändert hat oder ob neue Beschwerden bestehen.

Gerade bei Dauermedikation ist diese Unterscheidung wichtig. Viele Verordnungen können routinemäßig vorbereitet werden. Andere sollten Anlass für eine ärztliche Prüfung sein. Das gilt zum Beispiel, wenn ein Medikament länger nicht kontrolliert wurde, wenn Laborwerte erforderlich sind, wenn Nebenwirkungen bestehen oder wenn Patientinnen und Patienten eine Änderung wünschen.

Seit dem 1. Januar 2024 ist das E-Rezept für verschreibungspflichtige Medikamente verpflichtend. Versicherte können es unter anderem mit der elektronischen Gesundheitskarte, per App oder mit einem Papierausdruck einlösen. Das kann Wege in die Praxis sparen, besonders bei Folgerezepten.

Gleichzeitig darf die Website nicht den Eindruck erzeugen, dass alle Verordnungen vollständig digital erledigt werden können. Heilmittel wie Physiotherapie oder Logopädie und Hilfsmittel wie Gehhilfen oder Bandagen gehören weiterhin zu den Bereichen, für die das E-Rezept nach den bisherigen Verfahren nicht in gleicher Weise gilt. Manche Verordnungen müssen deshalb weiterhin abgeholt oder über andere Wege bereitgestellt werden.

Für Patientinnen und Patienten ist eine einfache Unterscheidung hilfreich: Medikamente der bekannten Dauermedikation können häufig digital vorbereitet und als E-Rezept bereitgestellt werden. Heilmittel, Hilfsmittel und andere Verordnungen folgen nicht immer demselben Verfahren. Neue Medikamente, geänderte Dosierungen oder unklare Wünsche brauchen ärztliche Rücksprache.

▶ **Wichtig** Ein Rezeptformular nimmt einen Verordnungswunsch entgegen. Es ersetzt keine ärztliche Entscheidung und keine notwendigen Verlaufskontrollen.

Was die Website hier enthalten sollte

- klarer Bereich für Folgerezepte
- Hinweis, dass nur bekannte Dauermedikamente bestellt werden können
- Angaben zu Medikamentenname, Wirkstärke, Dosierung und Packungsgröße
- Hinweis, ob Änderungen, Nebenwirkungen oder neue Beschwerden bestehen
- Erklärung, wie das Rezept bereitgestellt oder eingelöst werden kann
- Hinweis, dass nicht alle Verordnungen als E-Rezept bereitgestellt werden
- Hinweis, dass neue Medikamente oder Änderungen eine ärztliche Rücksprache erfordern

5.2 Überweisungen, Verordnungen und Bescheinigungen

Auch Überweisungen, Heilmittelverordnungen, Hilfsmittelverordnungen und Bescheinigungen gehören zu den wiederkehrenden Anliegen. Sie wirken oft rein administrativ. Tatsächlich liegen sie aber zwischen Organisation und Medizin.

Eine Überweisung ist nicht nur ein Stück Papier oder ein Datensatz. Sie enthält eine medizinische Fragestellung, eine Fachrichtung und häufig auch eine Einschätzung der Dringlichkeit. Bei bekannten Verlaufskontrollen kann der Vorgang einfach sein. Wenn eine Patientin oder ein Patient aber erstmals eine bestimmte Fachrichtung aufsuchen möchte, muss die Praxis möglicherweise klären, ob vorher eine Untersuchung in der eigenen Praxis sinnvoll ist oder welche Fachrichtung zuständig ist.

Die Website sollte Überweisungswünsche deshalb strukturiert entgegennehmen, aber keine automatische Ausstellung versprechen. Ein Formular kann abfragen, zu welcher Fachrichtung überwiesen werden soll, aus welchem Grund die Überweisung benötigt wird, ob bereits ein Termin vereinbart wurde und ob es sich um eine bekannte Verlaufskontrolle handelt.

Ähnliches gilt für Heilmittel- und Hilfsmittelverordnungen. Patientinnen und Patienten verwenden im Alltag häufig das Wort „Rezept" für sehr unterschiedliche Dinge: Medikamente, Physiotherapie, Ergotherapie, Logopädie, Einlagen, Bandagen oder andere Hilfsmittel. Für die Praxis sind dies unterschiedliche Vorgänge. Die Website kann helfen, indem sie diese Anliegen trennt: Medikamentenrezept, Heilmittelverordnung, Hilfsmittelverordnung oder sonstige Verordnung.

Diese Unterscheidung ist für Patientinnen und Patienten nicht immer selbstverständlich. Gerade deshalb sollte die Website sie einfach erklären. Wer Physiotherapie benötigt, sollte nicht versehentlich das Formular für ein Medikamentenrezept nutzen. Wer eine Bandage oder ein anderes Hilfsmittel benötigt, sollte erkennen, dass eventuell weitere Angaben oder eine persönliche Untersuchung erforderlich sind.

Bescheinigungen und Atteste brauchen ebenfalls klare Grenzen. Manche Bescheinigungen können auf Grundlage vorhandener Informationen vorbereitet werden. Andere setzen eine ärztliche Untersuchung, eine aktuelle Einschätzung oder eine bestimmte Dokumentation voraus. Die Website sollte deshalb nicht formulieren: „Bestellen Sie hier Ihr Attest." Besser ist: „Fragen Sie hier eine Bescheinigung an." Damit bleibt klar, dass die Praxis entscheidet, ob und in welcher Form eine Bescheinigung ausgestellt werden kann.

Auch Kostenhinweise können sinnvoll sein, sofern sie knapp bleiben. Manche Bescheinigungen sind keine Leistung der gesetzlichen Krankenversicherung. Die Website kann darauf hinweisen, dass je nach Art der Bescheinigung Kosten entstehen können.

> **Wichtig** Überweisungen, Verordnungen und Bescheinigungen sind nicht immer reine Verwaltungsakte. Die Website nimmt Wünsche entgegen, die Prüfung bleibt bei der Praxis.

Was die Website hier enthalten sollte

- eigener Bereich für Überweisungen, Verordnungen und Bescheinigungen
- klare Unterscheidung zwischen Medikamentenrezept, Überweisung, Heilmittel, Hilfsmittel und Bescheinigung
- Angabe der gewünschten Fachrichtung bei Überweisungen
- kurzer Grund der Anfrage
- Hinweis, ob bereits ein Facharzttermin vereinbart wurde
- Hinweis, ob es sich um eine bekannte Verlaufskontrolle handelt
- Hinweis, dass nicht jede Anfrage ohne ärztliche Rücksprache bearbeitet werden kann
- Hinweis, ob Unterlagen abgeholt werden müssen oder digital bereitgestellt werden können

5.3 Verlaufsanfragen und Kontaktformulare

Kontaktformulare sind auf Praxiswebsites weit verbreitet. Sie sind aber nur dann hilfreich, wenn ihre Funktion klar begrenzt ist. Ein allgemeines Feld mit der Überschrift „Ihre Nachricht“ kann schnell zu einem digitalen Ersatz für den Anrufbeantworter werden. Dann entstehen dieselben Probleme wie am Telefon: freie, unvollständige und schwer einzuordnende Informationen.

Ein Kontaktformular sollte Patientinnen und Patienten deshalb helfen, ihr Anliegen einzuordnen. Geht es um eine organisatorische Rückfrage? Um einen Rückrufwunsch? Um eine Information zu einem bereits besprochenen Verlauf? Um eine Terminfrage? Oder um neue Beschwerden?

Für die laufende Betreuung sind besonders solche Anfragen geeignet, die nicht sofort entschieden werden müssen und bei denen die Praxis bereits einen Zusammenhang kennt. Beispiele sind eine kurze Rückmeldung nach einer vereinbarten Blutdruckkontrolle, die Mitteilung über einen stattgefundenen Facharzttermin, eine organisatorische Frage zu einer bestehenden Behandlung oder eine Rückrufbitte zu einem bekannten Thema.

Nicht geeignet sind unklare neue Beschwerden, akute Verschlechterungen oder Notfälle. Auch komplexe medizinische Verlaufsberichte gehören nicht unstrukturiert in ein allgemeines Kontaktformular. Wenn eine Patientin oder ein Patient akute Luftnot, Brustschmerzen oder neurologische Ausfälle beschreibt, darf die Website nicht den Eindruck vermitteln, eine Formularnachricht sei der richtige Weg.

Verlaufsanfragen sind besonders sensibel. Einerseits können sie den Praxisalltag entlasten, wenn sie gut gesteuert werden. Andererseits können sie schnell zu einer asynchronen Sprechstunde werden, wenn ihre Grenzen unklar sind. Die Website sollte deshalb deutlich formulieren, wofür das Formular gedacht ist. Zum Beispiel: für kurze organisatorische Rückfragen oder für Informationen, deren Übermittlung im Arzt-Patienten-Gespräch ausdrücklich vereinbart wurde.

Damit bleibt die Verantwortung klar verteilt. Das Formular übermittelt eine Information an die Praxis. Ob daraus ein Rückruf, ein Termin, eine Rezeptänderung oder keine weitere Maßnahme folgt, entscheidet die Praxis nach Sichtung.

▶ **Wichtig** Ein Kontaktformular ist nur dann entlastend, wenn es kein digitaler Anrufbeantworter ist. Es braucht einen klaren Zweck, eine einfache Zuordnung und erkennbare Grenzen.

Was die Website hier enthalten sollte

- klare Benennung des Kontaktformulars
- Auswahlfeld für die Art des Anliegens
- kurze Beschreibung des Anliegens
- Hinweis, ob das Anliegen bereits in der Praxis besprochen wurde
- klare Abgrenzung zu Terminbuchung, Rezeptwunsch und Überweisung

Mehrere kurze, gut benannte Formulare sind oft besser als ein großes Nachrichtenfeld. Entscheidend ist die klare Zuordnung: Folgerezept, Überweisung, Termin und bei akuten Beschwerden beziehungsweise Notfällen ein klarer Hinweis auf den dafür vorgesehenen unmittelbaren Kontaktweg. Welche allgemeinen Bausteine solche Formulare technisch und organisatorisch brauchen, wird in Kap. 8 gebündelt. Wie aus diesen Eingängen ein interner Workflow wird, behandelt Kap. 7.

6 Zwischen den Besuchen: gezielte Patienteninformationen bereitstellen

Zwischen zwei Praxisbesuchen entstehen nicht nur individuelle Anliegen. Es entstehen auch wiederkehrende Fragen, die viele Patientinnen und Patienten betreffen. Diese Fragen gehören nicht in ein Rezeptformular und auch nicht unbedingt in ein medizinisches Lexikon. Sinnvoller sind kurze Informationen zu Themen, die in der eigenen Praxis häufig vorkommen und die Arbeitsweise der Praxis erklären.

Die Website wird damit zu einem Ort für gezielte Patienteninformation. Sie erklärt ausgewählte Alltagsthemen, organisatorische Hintergründe und gesundheitspolitische Rahmenbedingungen aus Sicht der Praxis. Ziel ist nicht, die Sprechstunde zu ersetzen. Ziel ist, häufige Fragen vorab zu beantworten und Patientinnen und Patienten besser vorbereitet in den nächsten Kontakt zu führen.

> **Wichtig** Die Praxiswebsite sollte nicht Wikipedia ersetzen. Ihr Wert liegt darin, wiederkehrende Fragen aus dem eigenen Praxisalltag verständlich einzuordnen.

6.1 Wiederkehrende Alltagsthemen erklären

Viele hilfreiche Websiteinhalte sind klein. Sie beantworten keine großen medizinischen Grundsatzfragen, sondern erklären konkrete Situationen aus dem Alltag.

Ein Beispiel ist die Blutdruckmessung zu Hause. Für die Verlaufskontrolle sind Werte nur dann hilfreich, wenn Patientinnen und Patienten wissen, wie sie messen, dokumentieren und die Werte zur Kontrolle mitbringen sollen.

F. Brokamp, *Arztpraxis: Die Website als digitalen Praxiseingang gestalten*, essentials, https://doi.org/10.1007/978-3-662-74057-6_6

Ähnliche Themen können sein: Vorbereitung auf Laboruntersuchungen, Mitbringen von Impfpass oder Medikamentenplan, Verhalten bei Infekten, Dokumentation häuslicher Messwerte oder Vorbereitung auf eine Verlaufskontrolle. Auch Service-Dokumente können hier einen Platz haben, etwa Anamnesebögen, Mitbringlisten, Vorsorgevollmacht, Betreuungsverfügung, Patientenverfügung oder Hinweise zur Schweigepflichtentbindung. Solche Dokumente ersetzen keine Beratung, können Patientinnen und Patienten aber helfen, wiederkehrende organisatorische Themen vorzubereiten und Unterlagen geordnet in die Praxis mitzubringen.

Ergänzend können ausgewählte Rechner oder Selbsttests sinnvoll sein. Dazu gehören zum Beispiel BMI-Rechner, Risiko-Scores, Fragebögen oder einfache Verlaufsinstrumente. Ihr Nutzen liegt nicht darin, Diagnosen automatisch zu stellen. Sie können Patientinnen und Patienten aber vorbereiten, Messwerte einordnen, Gesprächsanlässe schaffen und ärztliche Beratung unterstützen. Ein kardiovaskulärer Risikorechner kann etwa in der Befundbesprechung gemeinsam ausgefüllt werden. Dann wird sichtbar, wie sich ein Risiko verändert, wenn Blutdruck und LDL-Cholesterin sinken oder das Rauchen beendet wird. So wird aus einem Websitewerkzeug nicht nur Patienteninformation, sondern auch ein Hilfsmittel für das Arzt-Patienten-Gespräch.

Was die Website hier enthalten sollte

- kurze Hinweise zu häufigen Alltagsthemen
- konkrete Handlungsanweisungen statt langer Theorie
- Erklärung, warum bestimmte Angaben für die Praxis wichtig sind
- Hinweise, wann dennoch ein Arztkontakt nötig ist
- keine allgemeinen Lexikonartikel ohne Praxisbezug
- ausgewählte Rechner, Selbsttests oder Fragebögen mit klarem Hinweis, dass sie keine ärztliche Einschätzung ersetzen

6.2 Arbeitsweise und Systemgrenzen verständlich machen

Manche Fragen entstehen, weil Patientinnen und Patienten nicht wissen können, wie hausärztliche Arbeit oder das Gesundheitssystem organisiert sind. Die Website kann hier erklären, warum die Praxis bestimmte Dinge so macht.

Dazu gehört zum Beispiel die Bedeutung des Arztgesprächs. Viele medizinische Entscheidungen entstehen nicht zuerst durch Technik, sondern durch Zuhören, Anamnese, Untersuchung und Einordnung. In einer klassischen Studie von Hampton et al. 1975 zur ambulanten Diagnostik hatte die Krankengeschichte einen wesentlichen Anteil an Diagnose und Management. Ein kurzer Websitebeitrag kann daher erklären, warum genaue Angaben zu Beschwerden, Verlauf, Medikamenten und Vorbefunden wichtig sind.

Auch gesundheitspolitische Themen können hier eingeordnet werden. Warum wird nicht immer ein Aut-idem-Kreuz gesetzt? Warum kann Krankengymnastik nicht beliebig verordnet werden? Warum ist nach einer Krankenhausentlassung nicht automatisch am selben Tag die Hausarztpraxis für alle Anschlussverordnungen zuständig? Apotheken müssen bei Rabattverträgen häufig wirkstoffgleiche Rabattarzneimittel abgeben; Heilmittel richten sich nach Heilmittel-Richtlinie und Heilmittelkatalog; Krankenhäuser sind im Entlassmanagement für unmittelbar nach der Entlassung erforderliche Anschlussversorgung mitverantwortlich.

Solche Texte sollten nicht wie Rechtfertigungen klingen. Sie sollen Orientierung geben und erklären, wo medizinische Entscheidung, Praxisorganisation und gesetzliche Vorgaben ineinandergreifen.

Was die Website hier enthalten sollte

- kurze Erklärungen zur Arbeitsweise der Praxis
- typische Beispiele aus dem hausärztlichen Alltag
- Hinweise zu Vorbefunden, Medikamentenplan und Verlauf
- Einordnung von Themen wie Entlassmanagement, Aut-idem oder Heilmittel
- klare Trennung zwischen Praxisentscheidung und gesetzlichen Vorgaben
- sachliche Sprache ohne Vorwurf an Klinik, Apotheke oder Krankenkasse

6.3 Aktuelle Themen gezielt einordnen

Manche Informationsbedarfe entstehen durch besondere Situationen. Während der Corona-Pandemie mussten Patientinnen und Patienten plötzlich Begriffe wie Inzidenz, Isolation, Quarantäne, Risikogruppe oder Impfempfehlung verstehen. Ähnliche Situationen können bei Hitzewellen, Medikamentenengpässen, neuen Impfempfehlungen oder regionalen Versorgungsproblemen entstehen.

Die Praxiswebsite muss solche Themen nicht vollständig erklären. Sie kann aber knapp einordnen, was für die eigene Praxis gilt, und auf verlässliche Quellen verweisen. Entscheidend ist der Praxisbezug: Wen betrifft das? Was bedeutet es konkret? Was sollen Patientinnen und Patienten tun? Welcher Kontaktweg ist richtig?

Was die Website hier enthalten sollte

- kurze Einordnung aktueller Themen mit Praxisbezug
- Hinweis, wen die Information betrifft
- konkrete nächste Schritte für Patientinnen und Patienten
- Verweis auf verlässliche externe Quellen
- Datum der Veröffentlichung oder Aktualisierung
- Entfernung oder Archivierung veralteter Informationen

Zwischen den Besuchen ist die Praxiswebsite damit kein allgemeines Wissensportal. Sie ist ein gezielter Informationsraum der eigenen Praxis. Gute Inhalte entstehen aus Fragen, die im Alltag immer wieder auftauchen. Sie erklären, wie Patientinnen und Patienten sich vorbereiten können, warum die Praxis bestimmte Abläufe nutzt und welche Rahmenbedingungen die Versorgung prägen.

Damit die Website im Praxisalltag funktioniert

7

Eine Praxiswebsite kann entlang der Patient Journey Orientierung geben, Termine vorbereiten, Befundwege erklären, wiederkehrende Anliegen entgegennehmen und gezielte Patienteninformationen bereitstellen. Entlastend wird sie aber erst, wenn diese digitalen Angebote in die Praxisorganisation eingebunden sind. Entscheidend ist: Welche Anliegen kommen digital an, wie sind sie strukturiert, wo laufen sie ein, wer bearbeitet sie und wann ist ärztliche Entscheidung erforderlich?

7.1 Strukturierte Eingänge statt digitaler Anrufbeantworter

Ein digitales Formular sollte nicht einfach ein freies Nachrichtenfeld ersetzen. Dann wäre es nur ein digitaler Anrufbeantworter mit Tastatur. Der eigentliche Nutzen entsteht erst, wenn das Formular die für die Bearbeitung notwendigen Informationen in eine wiederkehrende Reihenfolge bringt.

Welche Angaben je nach Anliegen nötig sind, wurde zuvor beschrieben. Für den Praxisalltag ist hier entscheidend, dass diese Angaben in fester Reihenfolge ankommen. Für Patientinnen und Patienten wirkt das zunächst wie ein Formular; für die Praxis entsteht daraus ein Arbeitsauftrag. Die wichtigsten Angaben stehen immer an derselben Stelle. Das Anliegen lässt sich schneller zuordnen, Rückfragen werden seltener und die Bearbeitung kann gesammelt erfolgen, statt ständig durch einzelne Telefonate unterbrochen zu werden.

F. Brokamp, *Arztpraxis: Die Website als digitalen Praxiseingang gestalten*, essentials, https://doi.org/10.1007/978-3-662-74057-6_7

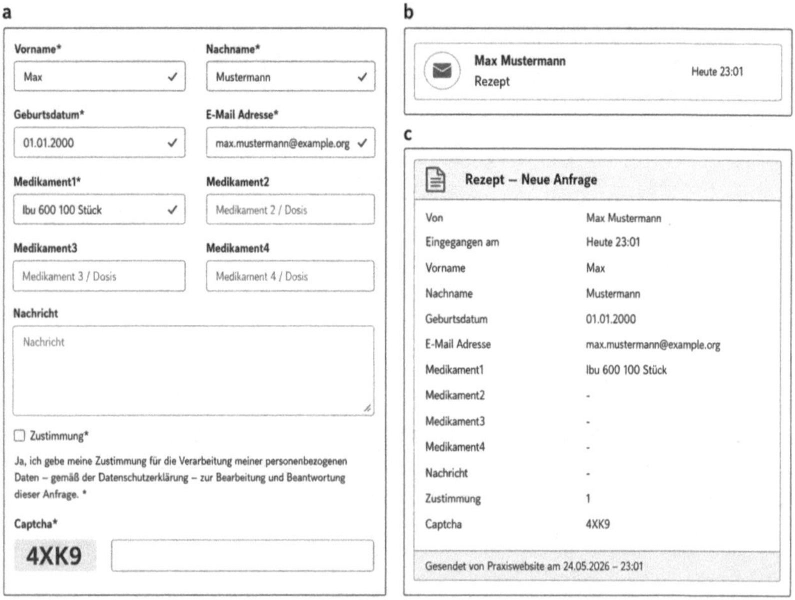

Abb. 7.1 Vom Websiteformular zur strukturierten Rezeptanfrage

Ein praktikabler Weg ist, dass jedes Formular eine Nachricht mit festem Aufbau erzeugt. Der Betreff enthält bereits die Art des Anliegens und den Patientennamen, zum Beispiel:

Rezept: Max Mustermann
Überweisung: Max Mustermann
Kontakt: Max Mustermann
Terminanfrage: Max Mustermann

Im Nachrichtentext stehen die Angaben ebenfalls in fester Reihenfolge: Vorname, Nachname, Geburtsdatum, Datum der Anfrage, Kontaktdaten und anschließend der eigentliche Wunsch. Je nach Formular kommen die anliegenspezifischen Informationen hinzu, also etwa Medikamentendaten, Fachrichtung, Rückmeldeweg oder kurze Beschreibung des Sachverhalts. Abb. 7.1 zeigt diesen Ablauf am Beispiel einer Rezeptanfrage: **a** Eingabe einer Rezeptanfrage im Formular der Praxiswebsite. **b** Eingang der Anfrage als eindeutig benannte Nachricht. **c** Darstellung der übermittelten Angaben als strukturierte Anfrage in der Praxis. Das Beispiel zeigt, wie aus einem Patientenanliegen ein bearbeitbarer digitaler Eingang werden kann.

Damit entsteht ein wiederkehrendes Muster. Das Praxisteam muss nicht jede Nachricht neu interpretieren, sondern erkennt bereits am Betreff, worum es geht. Die wichtigsten Daten stehen immer an derselben Stelle. Das reduziert Suchaufwand und schafft die Grundlage für interne Zuständigkeiten.

Für Praxisinhaber ist dieser Punkt zentral: Die Website soll nicht nur modern oder serviceorientiert wirken. Sie soll die Art verbessern, wie Informationen in die Praxis gelangen. Je besser die Eingangsinformation strukturiert ist, desto leichter kann das Team daraus einen geordneten Vorgang machen.

Was die Praxis hier festlegen sollte

- Welche Anliegen sollen digital entgegengenommen werden?
- Welche Angaben sind für jedes Anliegen zwingend notwendig?
- In welcher Reihenfolge sollen diese Angaben in der Praxis ankommen?
- Wie soll der Betreff aufgebaut sein, damit die Anfrage sofort erkennbar ist?
- Wie viel Freitext ist nötig, ohne die Struktur wieder aufzulösen?
- Welche Anfragen sind für ein Formular ausdrücklich ungeeignet?
- Wo gehen diese strukturierten Anfragen ein?

7.2 Zentrale Annahmestelle, Filter und Zuständigkeiten

Strukturierte Anfragen nützen nur, wenn sie in der Praxis zuverlässig gesehen und bearbeitet werden. Deshalb sollten digitale Eingänge nicht an vielen verschiedenen Stellen landen. Wenn Rezeptwünsche in einem Postfach, Überweisungen in einem zweiten Postfach, Terminanfragen in einem externen Portal und Kontaktanfragen bei einer einzelnen Person eingehen, entsteht leicht Unübersichtlichkeit. Dann hat die Praxis zwar digitale Angebote, aber keinen gemeinsamen Überblick.

Sinnvoll kann eine zentrale digitale Annahmestelle sein. Das kann zum Beispiel eine zentrale E-Mail-Adresse sein, auf die alle dafür vorgesehenen Teammitglieder Zugriff haben. Dort laufen die Formularnachrichten ein. Anschließend werden sie anhand ihrer Betreffstruktur automatisch oder manuell sortiert: Rezepte in den Rezeptordner, Überweisungen in den Überweisungsordner, Kontaktanfragen in den Kontaktordner, Terminanfragen in den Terminordner.

Damit wird aus dem allgemeinen Eingang eine Arbeitsliste. Die Praxis sieht nicht nur, dass Nachrichten eingegangen sind. Sie sieht, welche Art von Arbeit daraus entsteht. Das ist der Unterschied zwischen einem Posteingang und einem Workflow.

Diese Sortierung verhindert, dass alle alles gleichzeitig prüfen müssen. Gleichzeitig bleibt der Eingang für das Team transparent. Wenn jemand krank ist oder im Urlaub, kann eine andere Person den zuständigen Ordner übernehmen. Die Anfrage ist nicht in einem persönlichen Postfach verschwunden.

Zu jedem Ordner gehört eine Zuständigkeit. Ein Formularordner, den niemand fest bearbeitet, entlastet nicht. Er erzeugt Unsicherheit. Deshalb muss klar sein, wer den Eingang wann sichtet, wer ihn bearbeitet, wer bei Unklarheiten entscheidet und wann ärztliche Rücksprache erforderlich ist.

Die fachlichen Regeln orientieren sich an der Art der Anfrage. Für jeden Eingang muss festgelegt sein, wer sichtet, wer vorbereitet, wann ärztliche Rücksprache nötig ist und wie Vertretung organisiert wird.

Für Praxisinhaber ist dabei besonders wichtig: Digitale Prozesse müssen delegierbar sein. Wenn nur eine Person weiß, wie ein Ordner bearbeitet wird, ist der Ablauf störanfällig. Wenn dagegen klar ist, welche Ordner es gibt, welche Regeln gelten und wann ärztliche Rücksprache notwendig ist, kann das Team flexibler arbeiten.

▶ **Wichtig** Ein strukturierter Eingang wird erst durch feste Zuständigkeit zum Workflow.

Was die Praxis hier festlegen sollte

- Gibt es eine zentrale digitale Annahmestelle?
- Wer hat Zugriff darauf?
- Welche Ordner oder Kategorien werden genutzt?
- Welche Filter sortieren die Anfragen vor?
- Wer ist für welchen Ordner zuständig?
- Zu welchen Zeiten werden die Ordner geprüft?
- Wer übernimmt bei Urlaub, Krankheit oder hoher Belastung?
- Welche Anfragen dürfen vorbereitet werden?
- Welche Anfragen brauchen ärztliche Rücksprache?
- Wie werden erledigte Vorgänge markiert?

7.3 Websiteformular, Herstellerlösung und Schnittstelle

Für Patientinnen und Patienten sieht vieles ähnlich aus: Sie klicken auf einen Button, geben Daten ein und lösen damit einen Vorgang aus. Für die Praxis macht es aber einen großen Unterschied, was dahintersteht.

Ein einfaches Websiteformular erzeugt meist eine strukturierte Nachricht, die anschließend im Praxisablauf bearbeitet wird. Ein Terminmodul oder Patientenportal kann dagegen technisch bei einem externen Anbieter oder beim Praxissoftwarehersteller liegen. In diesem Fall ist die Website nur der sichtbare Einstieg; die eigentliche Verarbeitung geschieht im angebundenen System.

Für den Workflow ist deshalb entscheidend: Wo landet der Vorgang? Wer sieht ihn? Wer bearbeitet ihn? Und muss die Praxis Daten aus einem externen System übernehmen oder erscheinen sie direkt dort, wo das Team ohnehin arbeitet?

Eine direkte Schnittstelle zur Praxissoftware kann eine Webagentur in der Regel nicht frei programmieren. Solche Anbindungen müssen vom Hersteller oder Anbieter freigegeben, bereitgestellt und betreut werden. Die technische Einordnung folgt im nächsten Kapitel. Für die Praxisorganisation zählt hier vor allem, dass der sichtbare Websiteweg zum internen Bearbeitungsweg passt.

7.4 Bearbeitungsregeln, Rückmeldewege und Grenzen

Digitale Kommunikation wirkt für Patientinnen und Patienten oft schneller, als sie im Praxisalltag tatsächlich ist. Ein Formular ist in wenigen Minuten ausgefüllt. Daraus folgt aber nicht, dass die Anfrage sofort gelesen, geprüft und erledigt wird. Gerade deshalb müssen Bearbeitungszeiten klar kommuniziert werden.

Eine gute Website erklärt nicht nur, wie ein Anliegen übermittelt wird. Sie erklärt auch, wann ungefähr mit Bearbeitung zu rechnen ist und auf welchem Weg die Rückmeldung erfolgt. Das schützt die Praxis vor unnötigen Nachfragen und Patientinnen und Patienten vor falschen Erwartungen.

Diese Angaben müssen zur tatsächlichen Praxisorganisation passen. Ein zu großzügiges Versprechen schadet mehr, als es nützt. Wenn auf der Website steht, dass Anfragen am selben Tag bearbeitet werden, muss die Praxis das auch verlässlich leisten können. Andernfalls entstehen Enttäuschung, Rückfragen und zusätzlicher Druck.

Besonders wichtig ist der Umgang mit falsch eingestellten Anfragen. Patientinnen und Patienten nutzen digitale Wege nicht immer so, wie die Praxis es vorgesehen hat. Ein akuter Beschwerdeverlauf kann im Kontaktformular landen. Ein neuer

Medikamentenwunsch kann als Folgerezept bestellt werden. Eine komplexe medizinische Frage kann als kurze Rückfrage formuliert sein.

Für solche Fälle braucht die Praxis interne Regeln. Manche Anfragen müssen telefonisch geklärt werden. Manche brauchen einen Termin. Manche müssen auf den Akutweg verwiesen werden. Und bei potenziell bedrohlichen Symptomen muss die Praxis so reagieren, wie es der Situation angemessen ist.

Deshalb gehört zu jedem digitalen Angebot auch eine Grenze. Ein Formular sollte benennen, wofür es gedacht ist und wofür nicht. Online-Termine können auf bestimmte Terminarten beschränkt werden. Medizinische Rückfragen können auf sichere und geeignete Wege verwiesen werden. Ein digitales Angebot darf auch wieder abgeschaltet oder verändert werden, wenn es im Alltag mehr Arbeit erzeugt, als es spart.

▶ **Wichtig** Digitale Eingänge sind asynchron. Sie werden nicht zwingend sofort gelesen. Deshalb müssen Bearbeitungszeiten, Rückmeldewege und Grenzen eindeutig beschrieben sein.

Was die Website hier enthalten sollte

- Hinweis auf die übliche Bearbeitungszeit
- Hinweis, dass Anfragen nur zu Praxiszeiten bearbeitet werden
- Rückmeldeweg, zum Beispiel Telefon, E-Mail oder Abholung
- klare Aussage, dass Formulare nicht für Notfälle geeignet sind
- Hinweis auf den richtigen Weg bei akuten Beschwerden
- keine Zusage, die die Praxis intern nicht einhalten kann
- verständliche Formulierungen statt juristischer Abschreckung

7.5 Pflege und Aktualität gehören zum Prozess

Eine Praxiswebsite ist kein Projekt, das nach der Veröffentlichung abgeschlossen ist. Sie ist ein laufender Bestandteil der Praxisorganisation. Öffnungszeiten ändern sich, Urlaubszeiten kommen hinzu, Vertretungen wechseln, Formulare werden angepasst, neue Abläufe entstehen und alte Hinweise werden unbrauchbar.

Veraltete Informationen sind mehr als ein Schönheitsfehler. Sie können Patienten falsch leiten und die Praxis zusätzlich belasten. Wenn auf der Website ein alter Urlaubszeitraum steht, entstehen Rückfragen. Wenn ein nicht mehr verwendetes Formular online bleibt, kommen Anfragen in falscher Form an. Wenn eine längst überholte Pandemieinformation prominent sichtbar bleibt, wirkt die Website ungepflegt und kann Vertrauen kosten.

Deshalb braucht auch die Pflege der Website eine Zuständigkeit. Nicht jede Praxis muss ständig neue Inhalte veröffentlichen. Aber jede Praxis sollte festlegen, wer aktuelle Hinweise, Formulare, Öffnungszeiten, Vertretungen und Kontaktwege prüft.

Sinnvoll ist eine einfache Routine. Zum Beispiel kann die Praxis in regelmäßigen Abständen kontrollieren, ob die wichtigsten Seiten noch stimmen: Startseite, Kontakt, Sprechzeiten, Terminbuchung, Rezeptformular, Überweisungsformular, Notfallhinweise und aktuelle Meldungen. Zusätzlich sollte jede organisatorische Änderung in der Praxis die Frage auslösen: Muss dazu auch die Website angepasst werden?

Das gilt besonders für digitale Workflows. Wenn sich intern ändert, wer Rezeptanfragen bearbeitet, muss die Website vielleicht nicht angepasst werden. Wenn sich aber die Bearbeitungszeit, der Abholweg oder das Formular ändert, betrifft das auch Patientinnen und Patienten. Dann muss die Website mitziehen.

▶ **Wichtig** Eine Website bleibt nur dann entlastend, wenn ihre Informationen zum tatsächlichen Praxisablauf passen.

Was die Praxis hier festlegen sollte

- Wer darf Inhalte auf der Website ändern?
- Wer prüft aktuelle Hinweise und Vertretungsinformationen?
- Wer kontrolliert Formulare und Downloads?
- Wie oft werden zentrale Seiten überprüft?
- Was passiert mit veralteten Meldungen?
- Wer entscheidet, ob ein digitales Angebot beibehalten, angepasst oder abgeschaltet wird?

Was die Praxis für den Alltag mitnehmen sollte

- Patientenanliegen entstehen häufig unstrukturiert.
- Die Website kann daraus strukturierte Daten machen.
- Strukturierte Eingänge sind die Grundlage für interne Workflows.
- Eine zentrale Annahmestelle mit Filtern und Ordnern erleichtert die Bearbeitung.

- Jeder digitale Eingang braucht klare Zuständigkeit und Vertretung.
- Websiteformulare, Herstellerlösungen und Schnittstellen sind organisatorisch und technisch unterschiedliche Dinge.
- Herstellergebundene Module wie x.webtermin© sind keine frei programmierbaren Websitefunktionen.
- Bearbeitungszeiten, Rückmeldewege und Grenzen müssen realistisch beschrieben sein.
- Die Website muss regelmäßig an den tatsächlichen Praxisablauf angepasst werden.
- Wenige gut funktionierende digitale Wege sind besser als viele unklare Angebote.

Technische und rechtliche Grundlagen

8

Die Praxiswebsite ist kein reines Technikprojekt. Praxisinhaberinnen und Praxisinhaber müssen nicht selbst programmieren. Sie sollten aber zentrale Begriffe so verstehen, dass sie Website, Formularwege, Portale, Schnittstellen und Dienstleister sinnvoll beauftragen und prüfen können. Dieses Kapitel erklärt deshalb nur die Begriffe, die für Auswahl, Datenschutzprüfung und laufenden Betrieb wichtig sind.

8.1 Datenschutz beginnt beim Kontaktweg

Bei jedem digitalen Kontaktweg sollte zuerst geklärt werden, welche Daten erhoben werden und ob der Weg dafür geeignet ist. Name, Geburtsdatum, Telefonnummer oder E-Mail-Adresse sind personenbezogene Daten. Angaben zu Beschwerden, Diagnosen, Medikamenten, Befunden oder Behandlungen sind besonders sensible Gesundheitsdaten.

Datensparsamkeit Ein Formular sollte nur die Angaben abfragen, die für den konkreten Vorgang erforderlich sind. Ein Rezeptwunsch braucht andere Angaben als eine Terminanfrage. Ein allgemeines Kontaktformular sollte nicht vorsorglich lange medizinische Freitexte sammeln.

Einwilligung und Information Patientinnen und Patienten sollten vor dem Absenden erkennen, wofür ihre Angaben verwendet werden. Die rechtliche Einordnung gehört in die Datenschutzerklärung.

F. Brokamp, *Arztpraxis: Die Website als digitalen Praxiseingang gestalten*, essentials, https://doi.org/10.1007/978-3-662-74057-6_8

Datenschutzerklärung und Auftragsverarbeitung Die Datenschutzerklärung muss zur tatsächlichen Website passen. Werden Formulare, Karten, Analysewerkzeuge, Terminmodule oder externe Dienste genutzt, muss dies berücksichtigt werden. Verarbeiten Dienstleister personenbezogene Daten im Auftrag der Praxis, ist zu prüfen, ob ein Vertrag zur Auftragsverarbeitung erforderlich ist.

Datenschutzbeauftragte oder Datenschutzbeauftragter Ob eine Praxis eine Datenschutzbeauftragte oder einen Datenschutzbeauftragten benennen muss, hängt unter anderem von Größe, Art und Umfang der Datenverarbeitung ab. Größere Praxen und MVZ sollten diese Frage früh klären. Auch kleinere Praxen bleiben für Datenschutz, Informationspflichten und technische Schutzmaßnahmen verantwortlich.

Impressum und Anbieterkennzeichnungbr /Praxiswebsites benötigen ein leicht erkennbares, unmittelbar erreichbares und ständig verfügbares Impressum. Neben den allgemeinen Angaben nach § 5 DDG können bei Arztpraxen weitere berufsrechtliche Angaben erforderlich sein. Die konkrete Ausgestaltung sollte anhand der Praxisform und der zuständigen Kammer geprüft werden.

8.2 Formular, E-Mail, Portal und KIM

Für Patientinnen und Patienten sieht vieles gleich aus: Sie klicken auf einen Button, füllen Felder aus und senden eine Anfrage ab. Für die Praxis macht es aber einen Unterschied, welcher technische Weg dahintersteht.

HTTPS/SSL HTTPS verschlüsselt die Verbindung zwischen Browser und Website. Das ist eine Grundvoraussetzung. Es sagt aber noch nicht, ob Daten nach dem Absenden gespeichert, per E-Mail weitergeleitet oder in ein externes System übertragen werden.

Websiteformular Ein Websiteformular nimmt Angaben strukturiert auf. Es kann Pflichtfelder enthalten, Anliegen unterscheiden und Hinweise vor dem Absenden anzeigen. Technisch ist es aber keine Schnittstelle zur Praxissoftware.

Übersicht: Bausteine guter Serviceformulare
Serviceformulare sollten nur die Angaben abfragen, die für den jeweiligen Zweck notwendig sind. Gleichzeitig müssen sie so klar aufgebaut sein, dass die Praxis die Anfrage ohne unnötige Rückfragen zuordnen und bearbeiten kann. Sinnvoll ist die Unterscheidung zwischen allgemeinen Pflichtangaben, Sicherheits- und Betriebsanforderungen sowie anliegenspezifischen Feldern.

Allgemeine Angaben

- Name und Vorname
- Geburtsdatum zur eindeutigen Zuordnung
- Telefonnummer oder E-Mail-Adresse für Rückfragen
- gewünschter Rückmeldeweg
- Art des Anliegens
- kurze Freitextmöglichkeit für ergänzende Informationen

Hinweise und Sicherheit

- Hinweis auf die voraussichtliche Bearbeitungszeit
- Hinweis, dass das Formular nicht für Notfälle oder akute Beschwerden geeignet ist
- Hinweis auf den richtigen Weg bei akuten Beschwerden
- Information, wofür die Angaben verwendet werden
- Hinweis auf mögliche Schutzgrenzen des Übermittlungswegs und gegebenenfalls Einwilligung vor dem Absenden
- geeigneter Übermittlungsweg nach dem Absenden
- Captcha, Honeypot-Feld oder anderer Spam-Schutz gegen automatisierte Anfragen
- regelmäßiger Test, ob Formularnachrichten zuverlässig ankommen

Variable Angaben je nach Anliegen

- Folgerezept: Medikamentenname oder Wirkstoff, Wirkstärke, Dosierung, Packungsgröße, Hinweis auf Änderungen, Nebenwirkungen oder neue Beschwerden
- Überweisung: gewünschte Fachrichtung, Grund der Anfrage, bereits vereinbarter Facharzttermin, bekannte Verlaufskontrolle oder neuer Anlass
- Heilmittel, Hilfsmittel oder Bescheinigung: gewünschte Leistung oder Bescheinigung, kurzer Grund, vorhandene Unterlagen, Hinweis auf mögliche ärztliche Prüfung
- Kontakt- oder Rückrufanfrage: Art des Anliegens, kurze Beschreibung, Hinweis, ob das Thema bereits in der Praxis besprochen wurde

SMTP und E-Mail Viele Websiteformulare versenden die eingegebenen Daten als E-Mail an ein festgelegtes Postfach. Für diesen Versand wird häufig SMTP genutzt. Normale E-Mail ist vertraut, aber für Gesundheitsdaten nur eingeschränkt geeignet, weil sie nicht automatisch Ende-zu-Ende-verschlüsselt ist. Deshalb sollte die Praxis nicht nur technisch klären, ob Formularnachrichten per E-Mail versendet werden, sondern auch, welchen Hinweis Patientinnen und Patienten vor dem Absenden erhalten. Je nach Inhalt des Formulars kann ein kurzer Hinweis sinnvoll oder erforderlich sein: welche Daten übermittelt werden, welcher Übermittlungsweg genutzt wird, welche Schutzgrenzen bestehen und dass medizinische Notfälle nicht über diesen Weg geklärt werden. Wenn besonders sensible Inhalte über einen nicht Ende-zu-Ende-verschlüsselten Weg übermittelt werden sollen, sollte die Praxis mit Datenschutzbeauftragten oder rechtlicher Beratung prüfen, ob eine ausdrückliche Einwilligung erforderlich ist und wie diese verständlich dokumentiert wird.

PGP PGP kann E-Mails verschlüsseln. Für den allgemeinen Patientenkontakt ist es meist zu kompliziert, weil Sender und Empfänger jeweils passende Schlüssel einrichten, austauschen und nutzen müssen. Patientinnen und Patienten müssten also den öffentlichen Schlüssel der Praxis in ihr E-Mail-Programm importieren. Für eine verschlüsselte Antwort müsste die Praxis wiederum den öffentlichen Schlüssel der Patientin oder des Patienten erhalten. Als Standardweg für den digitalen Praxiseingang ist PGP deshalb meist ungeeignet.

Patientenportal Ein Patientenportal ist in der Regel eine Drittanbieter- oder Herstellerlösung. Die Praxiswebsite verlinkt darauf oder bindet den Einstieg sichtbar ein. Dateneingabe, Übertragung und Speicherung erfolgen dann im Portal des Anbieters, nicht in einem einfachen Websiteformular. Das kann für sensible Inhalte sinnvoll sein, wenn Patientinnen und Patienten und Praxisteam diesen Weg im Alltag nutzen. Manche Lösungen sind zudem an die Praxissoftware angebunden, etwa gesund.de bei medatixx© beziehungsweise x.isynet©, sodass Nachrichten, Dokumente oder Wiederverordnungsanfragen nicht nur als externe Nachricht eingehen, sondern näher am Arbeitsbereich des Praxisteams verarbeitet werden können. Entscheidend ist dabei nicht der Markenname, sondern ob der Weg datenschutzrechtlich geprüft ist, zuverlässig funktioniert und in den Praxisablauf passt.

KIM KIM ist ein sicherer Kommunikationsdienst innerhalb der Telematikinfrastruktur. Er ist vor allem für den Austausch zwischen Einrichtungen des Gesundheitswesens gedacht, etwa für eArztbriefe oder andere medizinische Dokumente. In patientennahen Verfahren kann KIM dennoch sichtbar werden, zum Beispiel wenn eine elektronische Ersatzbescheinigung über die Krankenkassen-App an die Praxis gesendet wird. KIM ist aber kein normales Kontaktformular für Patientinnen und Patienten.

> **Wichtig** Digital bedeutet nicht automatisch sicher. Sicher bedeutet nicht automatisch integriert. Integriert bedeutet nicht automatisch passend für den Praxisablauf.

8.3 Eingebundene Module und Schnittstellen

Viele Funktionen wirken wie ein Teil der Praxiswebsite, laufen technisch aber bei externen Anbietern oder in der Praxissoftware. Deshalb sollte die Praxis zwischen Formular, eingebundenem Modul und Schnittstelle unterscheiden.

Content-Management-System Viele Websites werden mit einem Content-Management-System betrieben. Damit können Texte, Bilder, Öffnungszeiten oder aktuelle Hinweise ohne Programmierkenntnisse gepflegt werden. Geklärt sein sollte, wer Inhalte ändern darf, wer Änderungen prüft und wer technische Updates betreut.

Plugin oder eingebundenes Modul Plugins und eingebundene Module erweitern eine Website um Funktionen wie Formulare, Karten, Sicherheitsfunktionen, Terminbuchung oder Cookie-Hinweise. Sie können direkt auf der Website laufen oder von einem externen Anbieter bereitgestellt werden. Deshalb muss klar sein, welcher Anbieter beteiligt ist, welche Daten übertragen werden und wer die Funktion wartet.

Schnittstelle zur Praxissoftware Eine Schnittstelle verbindet zwei Systeme miteinander. Der Begriff API bezeichnet dabei eine technische Programmierschnittstelle. Für die Praxis reicht meist die Frage: Gibt es eine vom Hersteller freigegebene Möglichkeit, dass die Websitefunktion mit der Praxissoftware kommuniziert? Wenn nicht, kann eine Webagentur diese Verbindung in der Regel nicht einfach selbst herstellen.

Herstellerlösung statt Eigenprogrammierung Ein Online-Terminmodul kann auf der Praxiswebsite beginnen, technisch aber eine Lösung des Praxissoftwareherstellers oder eines Drittanbieters sein. Die Website stellt dann vor allem den sichtbaren Einstieg bereit: Das Modul wird verlinkt, als Schaltfläche eingebunden oder direkt auf der Website eingeblendet. Die eigentliche Funktion läuft jedoch nicht wie ein einfaches Formular auf der Praxiswebsite, sondern im System des Anbieters. Je nach Lösung besteht zusätzlich eine freigegebene Schnittstelle zur Praxissoftware. Dann kann das Modul zum Beispiel verfügbare Termine mit dem Terminkalender der Praxissoftware abgleichen und Buchungen dort hinterlegen. Ein Beispiel ist x.webtermin© von medatixx©: Patientinnen und Patienten buchen über den Einstieg auf der Praxiswebsite; die Terminlogik liegt im angebundenen System und kann mit dem Terminkalender der Praxissoftware abgeglichen werden. Das unterscheidet ein solches Modul deutlich von einem einfachen Terminanfrageformular.

8.4 Umsetzung, Wartung und technische Verantwortung

Die Praxis muss ihre Website nicht selbst bauen. Sie muss aber beschreiben können, welche Abläufe digital unterstützt werden sollen. Vor der Beauftragung sollten deshalb nicht nur Farben, Logo und Bilder besprochen werden, sondern Kontaktwege, Pflichtangaben, Zielsysteme, Störungen und Verantwortlichkeiten. Die fachliche Planung kommt dabei aus der Praxis: Sie beschreibt, welche digitalen Wege benötigt werden. Die technische Umsetzung übersetzt diese Anforderungen anschließend in Website, Formular, Portal, Terminmodul oder Schnittstelle.

Webagentur oder Dienstleister Externe Dienstleister können Gestaltung, technische Umsetzung, Hosting, Wartung und Formulartechnik übernehmen. Die Verantwortung für Auswahl der Kontaktwege und Verarbeitung der Patientendaten bleibt aber bei der Praxis.

Hosting, Updates und Backups Hosting bedeutet, dass die Website auf einem Server betrieben wird. Die Praxis sollte wissen, wer der Anbieter ist, wo Daten verarbeitet werden und wer bei Störungen erreichbar ist. Updates schließen Sicherheitslücken und erhalten die Funktionsfähigkeit. Backups helfen, Inhalte nach Fehlern, Angriffen oder technischen Problemen wiederherzustellen.

Formularprüfung, Spam-Schutz und Störungskonzept Formulare sollten regelmäßig getestet werden: Kommt die Nachricht an? Funktionieren Pflichtfelder? Ist der Notfallhinweis sichtbar? Zusätzlich sollte festgelegt sein, was bei einem Formularausfall, einem Ausfall des Terminmoduls oder einer Störung der Website geschieht. Gegen automatisierte Anfragen, Bots oder Trolle können Captcha, Honeypot-Feld oder andere Spam-Schutzmaßnahmen helfen. Sie sollten möglichst datenschutzfreundlich und barrierearm umgesetzt werden.

Logo und Gestaltung Ein professionelles Logo kann über eine Agentur, freiberufliche Designerinnen und Designer oder Online-Plattformen für Designaufträge entstehen. Solche Plattformen arbeiten teils mit Ausschreibungen oder Designwettbewerben. Wichtig sind klare Nutzungsrechte, geeignete Dateiformate und eine Gestaltung, die zur Praxis passt. Das Logo ersetzt aber keine klare Patientenführung.

8.5 Mobile Nutzbarkeit, Barrierefreiheit und Verständlichkeit

Technik ist nur dann hilfreich, wenn Patientinnen und Patienten sie nutzen können. Eine Website, die auf dem Smartphone schlecht lesbar ist, deren Formulare schwer auszufüllen sind oder deren Hinweise unverständlich bleiben, verfehlt ihren Zweck.

Responsive Design Eine responsive Website passt sich an verschiedene Bildschirmgrößen an. Telefonnummern, Buttons, Formulare und Notfallhinweise müssen auch auf kleinen Bildschirmen gut funktionieren.

Antippbare Telefonnummern und klare Buttons Auf mobilen Geräten sollte die Telefonnummer direkt antippbar sein. Schaltflächen sollten eindeutig beschriftet sein. „Kontakt" ist weniger hilfreich als „Rezept anfragen", „Termin buchen" oder „Überweisung anfragen".

Barrierefreiheit und PDFs Eine barrierearme Website nutzt gut lesbare Schriftgrößen, ausreichende Kontraste, verständliche Linktexte, eine klare Überschriftenstruktur und Formulare, die auch mit Tastatur und Hilfstechnologien bedienbar sind. Anamnesebögen, Mitbringlisten oder Informationsblätter als PDF sollten gut lesbar, aktuell und möglichst barrierearm sein.

Verständlichkeit und Notfallhinweise Technische Funktion ersetzt keine verständliche Sprache. Patientinnen und Patienten müssen erkennen, was sie tun sollen, welche Angaben benötigt werden, wann eine Rückmeldung erfolgt und wann ein anderer Weg richtig ist. Notfallinformationen müssen gut sichtbar sein. Ein Formular darf nicht den Eindruck erzeugen, dass akute Beschwerden oder lebensbedrohliche Situationen dort richtig aufgehoben sind.

Was die Praxis für den Alltag mitnehmen sollte

- Datenschutz beginnt bei der Wahl des Kontaktwegs.
- HTTPS, Formular, SMTP, E-Mail, Portal und KIM sind unterschiedliche Dinge.
- Ein Websiteformular ist nicht automatisch eine Schnittstelle zur Praxissoftware.
- Herstellergebundene Module und Schnittstellen müssen vom Anbieter bereitgestellt und betreut werden.
- Externe Dienstleister können die Technik umsetzen, die Praxis muss aber den Ablauf planen.
- Gute Technik führt Patientinnen und Patienten klar und unterstützt die Arbeit im Team.

9 Fazit: Die nützliche Praxiswebsite begleitet statt nur zu informieren

Eine gute Praxiswebsite ist kein Nebenprojekt der Außendarstellung. Sie ist Teil der Praxisorganisation. Sie zeigt nicht nur, dass es eine Praxis gibt, sondern hilft Patientinnen und Patienten, den richtigen nächsten Schritt zu erkennen.

Der rote Faden dieses *essentials* war deshalb nicht die Frage, welche Websitefunktion technisch möglich ist. Entscheidend ist eine andere Frage: Was braucht der Patient an welcher Stelle der Patient Journey, und was braucht die Praxis, damit aus einem digitalen Kontakt kein zusätzlicher Aufwand entsteht?

Vor dem ersten Besuch schafft die Website Orientierung. Sie zeigt, welche Praxis ein Patient vor sich hat, welche Leistungen angeboten werden, wie die Praxis erreichbar ist und wo Grenzen liegen. Bei der Terminierung hilft sie, Anliegen sinnvoll zu sortieren und den passenden Kontaktweg zu wählen. Nach dem Termin erklärt sie, wie Befunde, Rückfragen und Folgeschritte organisiert werden. In der laufenden Betreuung kann sie wiederkehrende Anliegen wie Rezepte, Überweisungen, Verordnungen, Bescheinigungen oder Verlaufsanfragen strukturiert entgegennehmen. Zwischen den Besuchen kann sie gezielte Informationen bereitstellen, die in der Praxis immer wieder erklärt werden müssten.

Damit das funktioniert, muss die Website zur Praxis passen. Sie darf nicht mehr versprechen, als intern zuverlässig bearbeitet werden kann. Ein Formular entlastet nur, wenn klar ist, wer es liest, wie es sortiert wird, welche Angaben gebraucht werden und wann Patientinnen und Patienten eine Rückmeldung erwarten dürfen. Eine Schnittstelle ist nur dann sinnvoll, wenn sie einen echten Ablauf unterstützt. Ein Portal ist nur dann hilfreich, wenn Patienten und Team es tatsächlich nutzen. Technik bleibt Mittel zum Zweck.

F. Brokamp, *Arztpraxis: Die Website als digitalen Praxiseingang gestalten*, essentials, https://doi.org/10.1007/978-3-662-74057-6_9

Für Praxisinhaberinnen und Praxisinhaber bedeutet das: Die Website sollte nicht erst am Ende eines Gestaltungsprozesses mit Inhalten gefüllt werden. Sie sollte von den Abläufen her gedacht werden. Welche Anliegen kommen täglich vor? Welche davon lassen sich vorbereiten, strukturieren oder besser erklären? Welche Informationen fehlen Patientinnen und Patienten immer wieder? Wo entstehen Rückfragen, Medienbrüche oder unnötige Unterbrechungen?

Die nützliche Praxiswebsite ersetzt weder das persönliche Gespräch noch die medizinische Entscheidung. Sie begleitet beides organisatorisch. Sie macht Wege sichtbar, bereitet Kontakte vor, sortiert Standardanliegen und schützt zugleich vor falschen Erwartungen. Dadurch wird sie zu einem digitalen Praxiseingang im eigentlichen Sinn: nicht als Schaufenster, sondern als geordneter Zugang zur Versorgung.

Was Sie aus diesem *essential* mitnehmen können

- Die Praxiswebsite ist am nützlichsten, wenn sie entlang der Patient Journey gedacht wird: vor dem ersten Kontakt, bei der Terminierung, nach dem Termin, in der laufenden Betreuung und zwischen zwei Besuchen.
- Eine gute Website führt Patientinnen und Patienten zum passenden nächsten Schritt, statt nur allgemeine Informationen bereitzustellen.
- Digitale Formulare, Terminmodule und Portale entlasten nur dann, wenn sie zu klaren internen Zuständigkeiten, Bearbeitungsregeln und Rückmeldewegen passen.
- Technik, Datenschutz, Barrierefreiheit und Wartung sind keine Zusatzthemen, sondern Voraussetzungen dafür, dass der digitale Praxiseingang zuverlässig funktioniert.
- Wenige gut gepflegte digitale Wege sind für Praxen meist hilfreicher als viele unklare Angebote, die neue Rückfragen und Medienbrüche erzeugen.

F. Brokamp, *Arztpraxis: Die Website als digitalen Praxiseingang gestalten*, essentials, https://doi.org/10.1007/978-3-662-74057-6

Literatur/Zum Weiterlesen

Dumont, M., Frühwein, M., Schüller, A.M.: Die erfolgreiche Arztpraxis. Patientenorientierung, Mitarbeiterführung, Marketing. 6. Aufl. Springer, Berlin/Heidelberg (2022).

Hausegger, V.: Erfolgreiches Marketing für die Arztpraxis. Verständlich – zielgerichtet – leicht umsetzbar. Springer, Wien (2007).

Jacobi, P.: Barrierefreie Kommunikation im Gesundheitswesen. Leichte Sprache und andere Methoden für mehr Gesundheitskompetenz. Springer, Berlin/Heidelberg (2021).

Koch, C. (Hrsg.): Achtung: Patient online! Wie Internet, soziale Netzwerke und kommunikativer Strukturwandel den Gesundheitssektor transformieren. Gabler, Wiesbaden (2010).

Köhler, A., Gründer, M.: Online-Marketing für die erfolgreiche Arztpraxis. Website, SEO, Social Media, Werberecht. 3. Aufl. Springer, Berlin/Heidelberg (2023).

Link, E.: Vertrauen und die Suche nach Gesundheitsinformationen. Eine empirische Untersuchung des Informationshandelns von Gesunden und Erkrankten. Springer VS, Wiesbaden (2019).

Naumann, J.: Websites für Arztpraxen. Ein Leitfaden zur Konzeption. Springer Vieweg, Wiesbaden (2019).

Naumann, J.: Die Praxis-Website. Ein Einstieg für Mediziner und Therapeuten. Springer Vieweg, Wiesbaden (2024).

Roski, R. (Hrsg.): Zielgruppengerechte Gesundheitskommunikation. Akteure – Audience Segmentation – Anwendungsfelder. VS Verlag für Sozialwissenschaften, Wiesbaden (2009).

Weimann, T.G., Schlieter, H., Weimann, A., Ziemssen, T. (Hrsg.): Digitale Patientenkommunikation. Springer, Berlin/Heidelberg (2025).

F. Brokamp, *Arztpraxis: Die Website als digitalen Praxiseingang gestalten*, essentials, https://doi.org/10.1007/978-3-662-74057-6

Kolibri 360 GmbH
Ferdinand-Jühlke-Straße 7
99095 Erfurt, Deutschland
produktsicherheit@kolibri360.de